医学助记图表与歌诀丛书

组织学与胚胎学助记图表与歌诀

主　编　余承高　陈栋梁　程桂荣
副主编　张　伟　袁新初

北京大学医学出版社

ZUZHIXUE YU PEITAIXUE ZHUJI TUBIAO YU GEJUE

图书在版编目（CIP）数据

组织学与胚胎学助记图表与歌诀 / 余承高，陈栋梁，程桂荣主编．—北京：北京大学医学出版社，2015. 9

（医学助记图表与歌诀丛书）

ISBN 978-7-5659-1178-1

Ⅰ．①组… Ⅱ．①余… ②陈… ③程… Ⅲ．①人体组织学 - 教学参考资料②人体胚胎学 - 教学参考资料 Ⅳ．① R32

中国版本图书馆 CIP 数据核字（2015）第 180150 号

组织学与胚胎学助记图表与歌诀

主　　编： 余承高　陈栋梁　程桂荣

出版发行： 北京大学医学出版社

地　　址：（100191）北京市海淀区学院路 38 号　北京大学医学部院内

电　　话： 发行部 010-82802230；图书邮购 010-82802495

网　　址： http：//www.pumpress.com.cn

E-mail： booksale@bjmu.edu.cn

印　　刷： 中煤涿州制图印刷厂北京分厂

经　　销： 新华书店

责任编辑： 王　霞　郭　颖　　**责任校对：** 金彤文　　**责任印制：** 李　啸

开　　本： 710mm × 1000mm　1/16　　**印张：** 13.25　　**字数：** 232 千字

版　　次： 2015 年 9 月第 1 版　2015 年 9 月第 1 次印刷

书　　号： ISBN 978-7-5659-1178-1

定　　价： 29.00 元

编者名单

主　编　余承高　陈栋梁　程桂荣

副主编　张　伟　袁新初

编　委（按姓名汉语拼音排序）

陈　曦（武汉肽类物质研究所）

陈栋梁（武汉肽类物质研究所）

程桂荣（武汉科技大学）

胡　琪（武汉科技大学）

熊　哲（江汉大学）

晏汉姣（华中科技大学）

余承高（华中科技大学）

袁新初（武汉科技大学）

张　伟（武汉科技大学）

周乾毅（武汉科技大学）

前　言

组织学与胚胎学是一门重要的基础医学科学，其内容十分丰富。学习、记忆并掌握其繁杂的基本理论知识，需要采取一些行之有效的方法。在许多辅助记忆的方法中，使用歌诀已被证明是收效显著的方法之一。以歌诀为体裁的医学著作在我国古代颇为多见，其特点是内容简要，文从语趣，富有韵律，朗读上口，记忆入心。

在多年的教学工作中，我们体会到，总结性图表具有提纲挈领、概括性强，条理分明、逻辑性强，直观形象、易于理解，简明扼要、便于记忆等特点，通过对比分析，将知识融会贯通，从而启发思维，培养能力。将歌诀与总结性图表结合起来学习，可以收到珠联璧合、相得益彰的良好效果。有鉴于此，我们也试将组织学与胚胎学的基本内容编成歌诀，并用总结性图表加以注释，旨在为广大医学生提供一种新颖、独特、有效的组织学与胚胎学学习方法。

随着医学的不断发展，现在的医学书籍和教材已很难用歌诀体裁来系统描述和阐明相关知识，但我国语言博大精深，为编写组织学与胚胎学歌诀提供了深厚的基础。鲁迅先生曾说："地上本没有路，走的人多了，也便成了路。"我们殷切地希望有更多的同仁和我们一道，将组织学与胚胎学歌诀编写得越来越好，共同开辟出一条用歌诀的方式学习组织学与胚胎学的新途径。

在华中科技大学、武汉科技大学、武汉肽类物质研究所和北京大学医学出版社等单位的大力支持和鼓励下，本书才能得以顺利出版，在此致以衷心的感谢！

为满足更多读者的需求，本书的编写参考了多种教科书，但由于我们的水平有限，错误、疏漏和不妥之处难免，敬希广大同仁和读者不吝指正。

余承高

目　录

第一章　组织学绪论

组织学研究的内容

使用各种显微镜，研究机体微结构，组织细胞亚细胞，分子水平也研究。

学习组织学与胚胎学的注意事项

组织结构很微细，长度单位应注意。组织切片是平面，立体整体来理解。
观察结构很重要，应与功能相联系。标本观察为静态，动态变化应认识。
学科分工又合作，融会贯通理解深。

表 1-1　学习组织学与胚胎学的注意事项

注意事项	说明
长度单位	①常用的长度单位为毫米（mm）、微米（μm）、纳米（nm） ② $1mm=10^3\ \mu m=10^6 nm$，$1\mu m=10^{-3}\ mm=10^3\ nm$，$1nm=10^{-3}\ \mu m=10^{-6}\ mm$ ③人肉眼分辨率为 0.2mm，光学显微镜分辨率为 0.2μm，电镜分辨率为 0.2nm
平面与立体的关系	应注意从平面的、局部的图像中，正确理解其立体的、整体的结构
结构与功能的联系	每种细胞、组织和器官都有一定的形态特点，这种特点往往与功能相关
从静态结构了解动态变化	要善于从组织的静态时相分析、认识其动态变化
各学科间相互渗透	在掌握组织形态结构知识的前提下，善于自学参考资料，扩充知识、活跃思路、深刻理解，将知识融会贯通

组织学研究技术

肉眼观察解剖学，显微镜下组织学。光镜技术最常用，嗜酸嗜碱和中性。
透射电镜黑灰白，电子密度高低开。光镜制片种类多，石蜡冰冻铺涂磨。
单色双色三色染，组织细胞来分辨。中性嗜酸和嗜碱，嗜银特染和异染，
活体标本不能染，荧光染色最好看。透射电镜分辨高，扫描电镜立体貌。
确定分子位何处，采用组织化学术。组织原位查抗原，抗体特异不用烦。
翻译水平看蛋白，免疫组织好手段。转录水平寻基因，原位杂交靠探针。
还有图像分析术，细胞培养及工程。

表 1-2 组织学的研究方法及应用

研究方法及种类	常用方法及操作要点	应用范围
光学显微镜技术	常用HE染色石蜡切片法：取材、固定、包埋、切片、染色 其他方法：冷冻切片、涂片、铺片、磨片	观察组织细胞的一般结构
电子显微镜技术		
透射电子显微镜	标本制备也要经过取材、固定、包埋、切片和染色等步骤	观察细胞内部的超微结构
扫描电子显微镜	不需要制成薄切片，需要固定、脱水、干燥、喷镀金属	观察组织细胞的立体结构
组织化学技术		
一般组织化学技术	在切片上加某种试剂与组织中的待检物质发生化学反应，其最终产物可用光镜或电镜观察	观察组织细胞内的化学成分，如糖类、脂肪、酶类等
免疫组织化学技术	根据抗原与抗体特异性结合的原理，检测组织中肽和蛋白的技术	观察组织细胞内的抗原成分
原位杂交技术	即核酸分子杂交组织化学术	观察细胞待测核酸的有无及相对量
放射自显影术	观察活细胞对放射性物质的特异性摄入	显示细胞的功能状况或代谢过程
图像分析术	对组织切片平面图像进行分析	显示立体组织细胞各成分的数量、体积等
细胞培养术和组织工程	有组织培养术、器官培养术等	可在体外模拟构建机体组织或器官

表 1-3 普通光镜术和透射电镜术的主要不同

	普通光镜术	透射电镜术
光源	可见光束	电子束
透镜	玻璃透镜	电磁透镜
切片	石蜡包埋切片，厚度为 5 ~ 10μm	树脂包埋切片，厚度为 50 ~ 80nm(超薄切片)
染色	有机染料	重金属：铀、铅等
成像	彩色	黑白
有效分辨率	可达 0.2μm	可达 0.2nm
描述术语	显微结构，嗜酸性，嗜碱性	超微结构，高电子密度，低电子密度

透射电镜术与扫描电镜术的比较

超微结构来观察，电镜放大倍数高。透射电镜观平面，立体结构用扫描。

表 1-4　透射电镜术与扫描电镜术的比较

	透射电镜术	扫描电镜术
不同点		
标本制备	需制备 50 ~ 80nm 超薄切片	不需制备超薄切片
显示图像	显示标本平面超微结构	显示标本立体超微结构
相同点		
检查原理相同	均利用电子散射成像	
标本处理相同	标本均需经过戊二醛和锇酸（四氧化锇）固定及脱水处理	

石蜡切片术

首先取材和固定，接着脱水和包埋，切片染色后封片，普通光镜来观察。

表 1-5　石蜡切片术

操作流程	基本要点
取材	标本新鲜，结构完好，体积约 $1.0cm^3$
固定	蛋白质凝固剂（常用甲醛）浸泡、固定，以保存组织的原有结构
脱水、包埋	梯度浓度乙醇脱水，二甲苯置换出乙醇（透明），石蜡包埋
切片	切片机切片，厚度 5 ~ 10μm
染色	贴片，二甲苯脱蜡，苏木精 - 伊红（HE）染色，核糖体和胞核被苏木精染为紫色，称为嗜碱性；胞质和胞外基质被伊红染为红色，称为嗜酸性
封片	脱水，滴加树胶，盖玻片密封保存
观察	光镜下观察

一般组织化学技术基本原理

切片固定加试剂，待检物质起反应，产生各种沉淀物，观察再用显微镜。

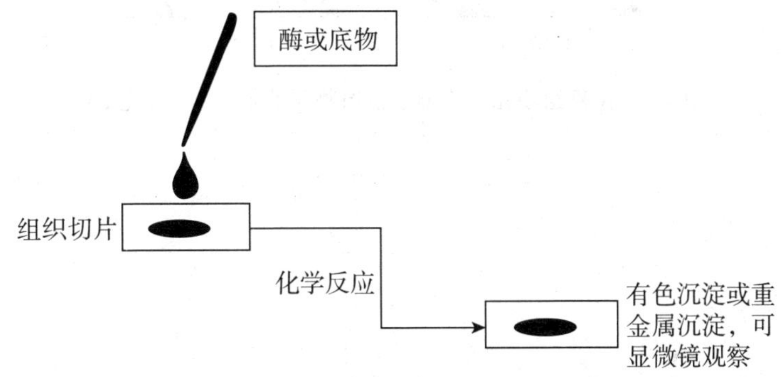

图 1-1　一般组织化学术基本原理示意图

过碘酸希夫反应（PAS 反应）基本原理

强氧化剂过碘酸，将糖氧化成多醛，希夫试剂相结合，紫色沉淀物可见。

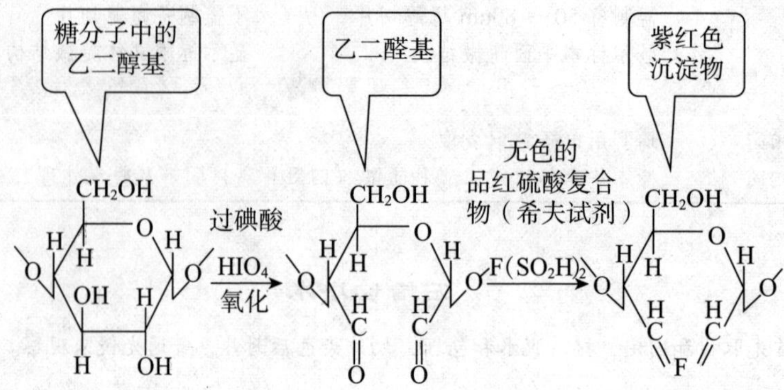

图 1-2 PAS 反应显示糖类物质的基本原理示意图

免疫组织化学术基本原理

制备特异性抗体，再与标记物结合，组织切片相孵育，检测组织中抗原。

或用二抗或三抗，可以提高检测率。

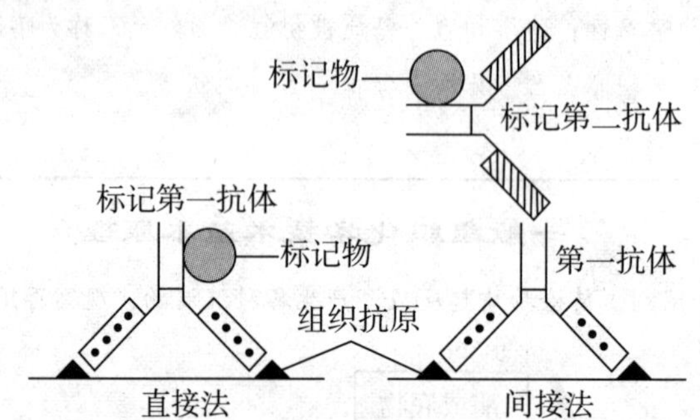

图 1-3 免疫组织化学术显示抗原物质的基本原理示意图

原位杂交术

核酸探针带标记，来与细胞做杂交，探测基因的序列，还可检测其活性。

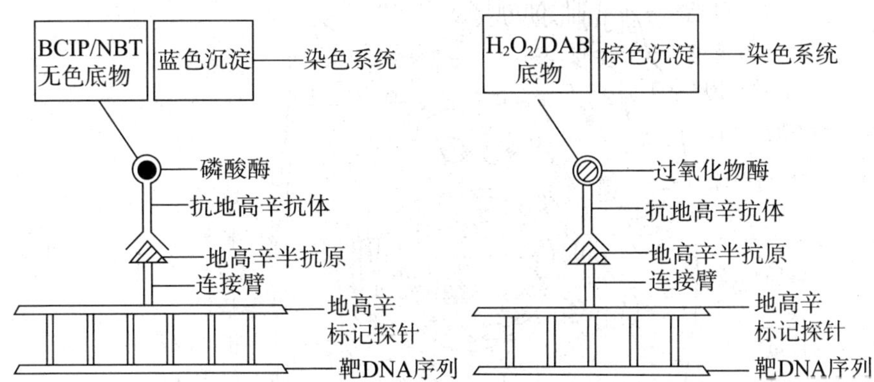

图 1-4　原位杂交术显示核酸的基本原理示意图

左图显色系统为磷酸酶，右图显色系统为过氧化物酶

表 1-6　免疫组织化学术和原位杂交术的比较

	免疫组织化学术	原位杂交术
检测原理	根据抗原与抗体特异性结合的原理，用带有标记物的特异性抗体与待检抗原结合，并根据标记的特性予以显示	利用核酸分子互补原理，即用已知碱基序列并具有标记物的 RNA 或 DNA 片段（核酸探针）与组织切片中的待测核酸进行杂交，通过对标记物的显示和检测以获知待测核酸的有无及相对量
检测物	检测细胞内的多肽和蛋白质，以及膜表面抗原和受体等大分子物质的存在、分布及相对量	显示细胞内特定的 mRNA 和 DNA 的存在、分布及相对量

细胞的结构

光镜观察分三种：胞膜胞质和胞核。电镜结构虽复杂，可分膜相非膜相。

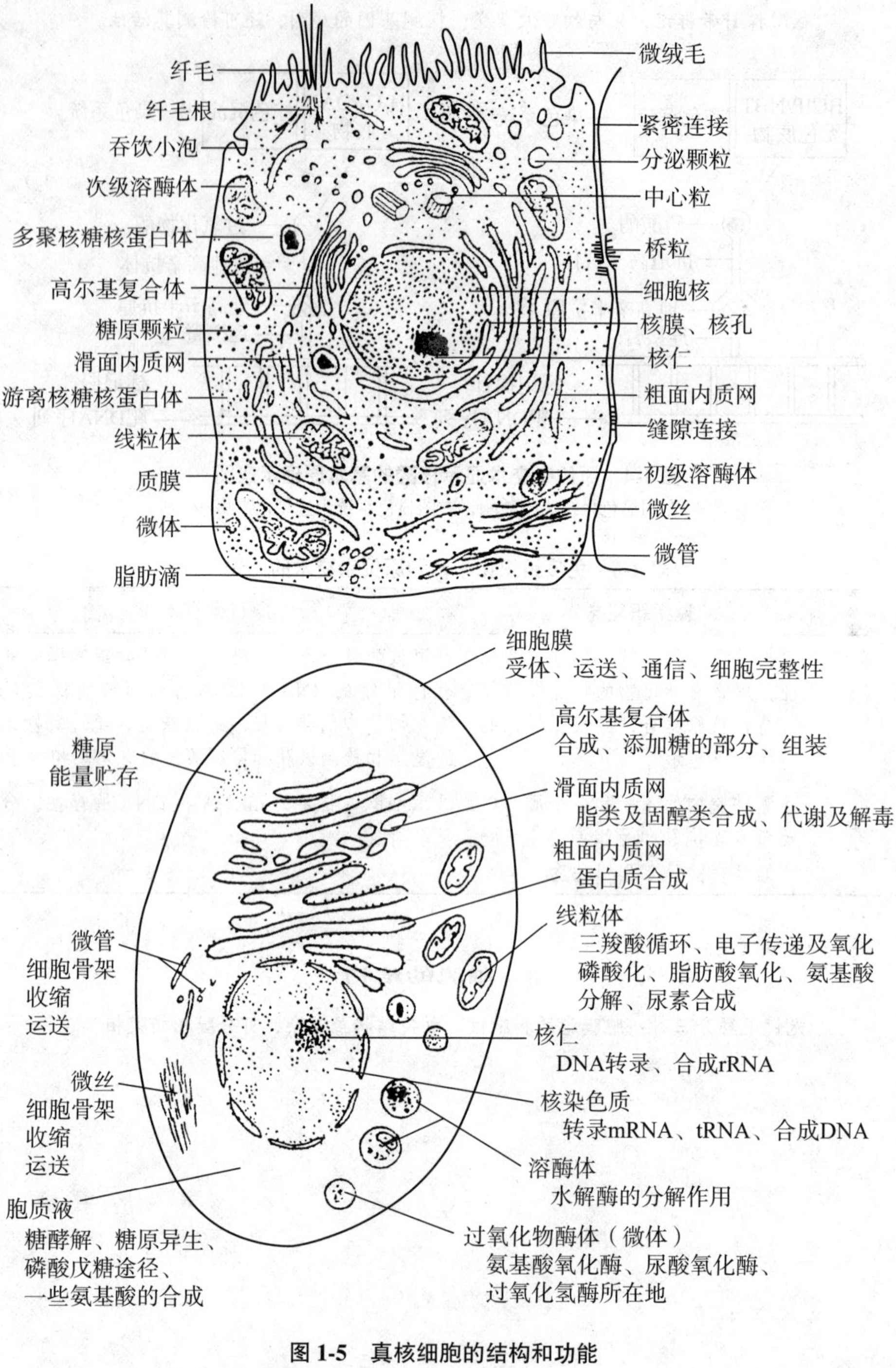

图 1-5　真核细胞的结构和功能

细胞是组成机体的基本结构和功能单位

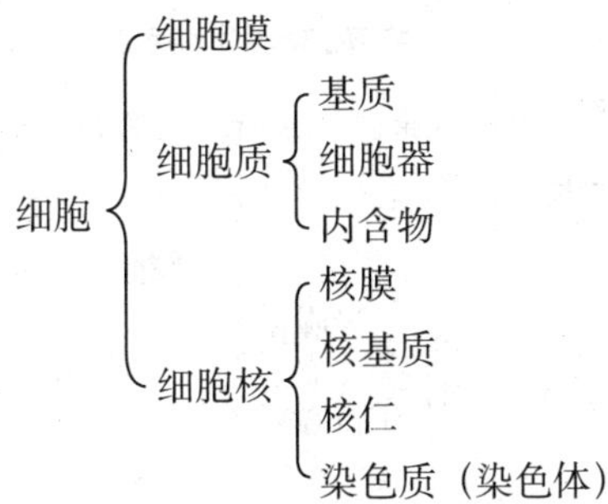

图 1-6　细胞的光镜结构

表 1-7　细胞的电镜结构

膜相结构	非膜相结构
细胞膜（质膜）	细胞基质
线粒体	内含物
内质网	细胞骨架（微丝、微管、中间丝）
高尔基复合体	核糖体、中心体
溶酶体	核基质
微体	核仁
核膜	染色质（染色体）

细胞膜的化学成分和分子结构

胞膜组成源于本，蛋白糖脂三成分。脂质双层细胞膜，“液态镶嵌模型”论：嵌有多种蛋白质，脂不饱和能流动。

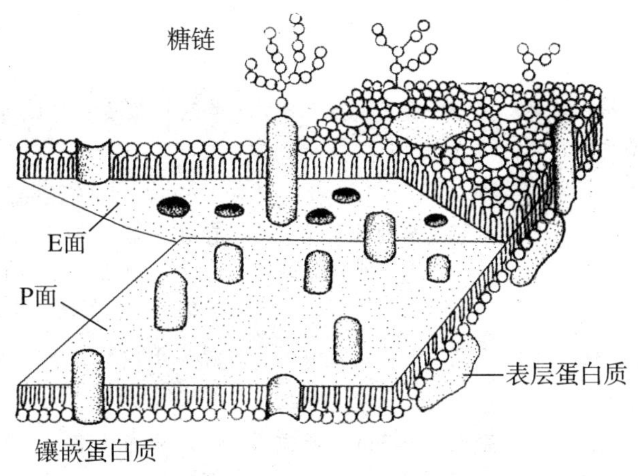

图 1-7　细胞膜的结构示意图

溶酶体的类型

溶酶体有三类型，初级次级残余体。未行功能为初级，执行功能称次级。终末阶段残余体，三级依次来演义。

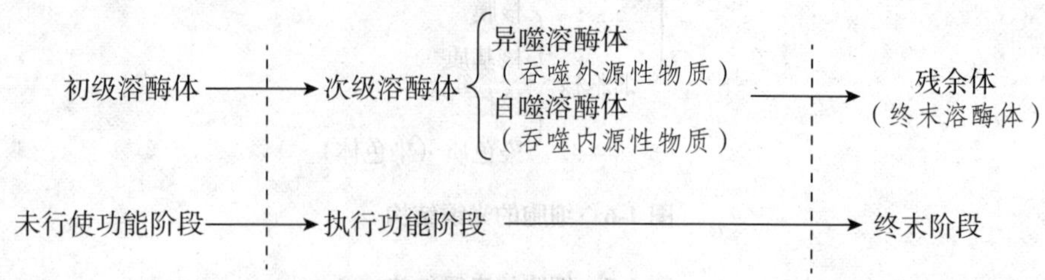

图 1-8 溶酶体类型及其相互关系

细胞器的名称

细胞犹如小整体，质含多种细胞器：线粒中心溶酶体，内质网和高尔基。

表 1-8 细胞器的结构和功能

名称	一般形态（光镜）	超微结构（电镜）	分布	主要功能
线粒体	颗粒状或线状	双层膜包绕的圆形或椭圆形小体，内有嵴	功能活跃、需要能量较多的细胞内	供能
粗面内质网	数量较多时，HE 染色为嗜碱性	互相连通的扁囊状和管泡状膜性结构，膜表面附有核糖体	蛋白质分泌与合成旺盛的细胞内含量丰富	合成、分泌蛋白质
滑面内质网	不可见	薄膜所包绕的管状或泡状结构	肌细胞、肝细胞的滑面内质网发达	参与脂类和糖类的代谢，类固醇激素的合成。在个别细胞内有储存、释放 Ca^{2+} 和解毒的作用
高尔基复合体	可用硝酸银或锇酸染色，黑色，呈网状	由扁平囊、大泡和小泡组成	多位于胞核附近	加工、浓缩分泌物
溶酶体	不可见	有膜包裹的圆形致密小体，内含多种水解酶	存在于各种细胞质内，有吞噬功能的细胞内发达	消化、分解衰老细胞器和异物
核糖体	数量多时 HE 染色为嗜碱性	直径 15nm 的椭圆形小体	游离于胞质或附着于内质网膜上	合成结构蛋白质
微丝	多数不可见	直径 5 ~ 7nm、长短不等的细丝	广泛分布于各种细胞内	细胞骨架成分，有支持作用

续表

名称	一般形态（光镜）	超微结构（电镜）	分布	主要功能
微管	不可见	粗细均匀的小管	多平行排列成束	与细胞的支持、运动和物质运输有关
中心体	一般只有1个，为颗粒状	由2个中心粒组成，为圆筒状，中心粒由9组三联微管组成	分裂期的细胞	细胞有丝分裂时形成纺锤丝，参与染色体移动

细胞核的结构

细胞核有三结构，核膜核质和核仁，核质主含染色质，分裂时称染色体。

表 1-9　细胞核的结构

结构	说明
核膜	两层单位膜构成，其间为核周池。核膜上的核孔是控制大分子出入细胞核的通路
核仁	主要由细丝和颗粒组成，外无膜包被。成分为蛋白质与核糖核酸，参与蛋白质的合成
核质	无结构胶状物质
染色质	蛋白质和脱氧核糖核酸（DNA），DNA 分子螺旋紧密部分在光镜下着色深，呈颗粒或团块状，称异染色质；DNA 分子螺旋松散部分在光镜下不被染色，不可见，称常染色质
染色体	细胞分裂期，染色质 DNA 分子的双股螺旋全部旋紧、变粗、变短，成为粗棒状

表 1-10　常染色质与异染色质的比较

	常染色质	异染色质
结构	松散	紧密
嗜酸碱性	弱嗜碱性	强嗜碱性
螺旋化程度	低	高
在核中的分布	均匀分布于核内	位于核的边缘，部分与核仁结合
复制和转录	可活跃地进行	不活跃

基本组织类型

基本组织四类型：上皮结缔肌神经。

组织构成与种类

细胞间质成组织，基本组织四种类：结缔肌肉与神经，内外表面衬上皮。

组织器官系统

基本组织分四类，全身各部都囊括，界面均有上皮覆，四项作用屈指说。
神经支配肌收缩，结缔组织功能多，连接营养兼运输，防御修复骨撑托。
组合构成众器官，同功器官系统络[1]。

注释：[1] 执行相同功能的器官组成系统。

表 1-11 基本组织

	上皮组织	结缔组织	肌组织	神经组织
胚胎发生来源	三胚层	间充质	主要来源于中胚层	外胚层
主要成分	上皮细胞	多种细胞、细胞外基质	骨骼肌、心肌、平滑肌	神经细胞、神经胶质细胞
形态特点	细胞排列紧密，有极性，其内大都无血管	细胞散在分布，无极性，细胞外基质多	肌细胞呈细长纤维状，故又称为肌纤维；胞质中有肌丝和肌管系统	神经细胞有突起，神经元之间形成突触联系
主要功能	保护、吸收、分泌、排泄	连接、支持、营养、运输、保护	参与机体运动	神经细胞接受刺激、整合信息、传导冲动，以反射形式调节机体活动，是意识、记忆、思维等的基础。神经胶质细胞支持、绝缘、营养和保护神经细胞

管腔性器官的结构分层

管腔器官分三层：内层中层和外层。

表 1-12 管腔性器官各层名称对照

管腔性器官	心血管	内脏管腔器官
内层	内膜	黏膜
中层	中膜	黏膜下层 肌层
外层	外膜	外膜（浆膜）

实质性器官的组成

实质器官分三部：被膜间质和实质。

第二章　上皮组织

一、上皮组织的特点及分类

上皮组织的特点

上皮组织有特点，膜状覆盖内外表。细胞多密间质少，细胞规则紧密排；细胞排列有极性，游离基质两极面。上皮组织无血管，神经末梢很丰富，营养物质从何来？基底结缔组织供。保护吸收和分泌，还有排泄等功能。

表 2-1　上皮组织的共同特点

共同特点	说明
分布特点	体表、体腔和有腔器官内表面，腺体
组成特点	细胞多，细胞间质少，细胞排列紧密
结构特点	①细胞有极性，可分为游离面和基底面 ②上皮内一般无血管，但有丰富的神经末梢 ③上皮细胞基底面有基膜，以便与深面结缔组织连接
功能特点	保护、吸收、分泌、排泄等
来源特点	内、中、外三个胚层均可形成上皮

上皮组织的分类

上皮组织分两类：被覆上皮腺上皮。

二、被覆上皮

被覆上皮分布广：体表脏表皮管腔。单扁立柱假复纤，复扁变移复柱状。

（一）单层上皮

单层扁平上皮

间皮内皮表单扁，间皮参构胸腹膜，表面光滑减摩擦，内皮分布心血管，表面光薄利交换。

单层立方上皮

立方上皮立方状，分布一般在三处：胆管滤泡肾小管[1]，功能分泌和吸收。

注释：[1] 胆管、甲状腺滤泡、肾小管。

单层柱状上皮

单柱上皮呈柱状，胞核椭圆基底部，主要分布胃肠处，功能吸收和分泌。

假复层柱状纤毛上皮

（1）

假复纤柱是单层，柱状杯状梭锥形[1]。柱状细胞有纤毛，分布呼吸道黏膜。

注释：[1] 细胞的多种形态。

（2）

如柱如锥如杯梭，上皮细胞形状多。柱状高达游离面，面上纤毛长成片。

各种细胞高不等，胞核不在一平面，基底全部附基膜，单层为真复是骗。

表 2-2　单层被覆上皮的分类、结构及主要功能

分类	分布	细胞结构特点			主要功能
		表面观	切面观		
			细胞形状	细胞核	
单层扁平上皮					
内皮	心脏、血管及淋巴管的腔面	多边形，细胞边缘呈锯齿状嵌合	扁薄，胞质少，含核的部分略厚	椭圆，居中	界膜、气体交换、液体运输、润滑、减少摩擦，利于血液、淋巴液流动，内脏器官活动等
间皮	胸膜、腹膜及心包膜的表面				
其他	肺泡和肾小囊壁层等上皮				
单层立方上皮	甲状腺滤泡及肾小管上皮等	多角形	立方形	圆，居中	吸收、分泌、保护
单层柱状上皮	胃、肠、胆囊和子宫等腔面	多角形	柱状，或夹有杯状细胞	长椭圆形，近基底部	吸收、分泌、运输、保护
假复层纤毛柱状上皮	呼吸管道等的腔面	有大量纤毛	形态不同，高矮不一，但均附于基膜上	高低不平	分泌、保护、吸收、润滑、运输

（二）复层上皮

复层上皮概况

复层上皮扁变移[1]，扁平上皮抗磨损，分布皮肤阴道等，变移上皮尿膀胱[2]。

注释：[1] 复层上皮包括扁平上皮和变移上皮。

[2] 变移上皮分布于输尿管、膀胱等处。

复层扁平上皮

扁平上皮是复层，多层细胞来构成，表层细胞易脱落。基底细胞来补充，
分为角化未角化，角化分布于表皮，未角化见口食阴[1]，功能保护耐摩擦。

注释：[1] 口腔、食管、阴道。

复层变移上皮

变移上皮为复层，细胞随着容积变，收缩变厚扩张薄，泌尿系统中可见。

表 2-3　复层被覆上皮的分类、结构及主要功能

分类		分布	结构特点			主要功能
			浅层细胞	中间层细胞	基底层细胞	
复层扁平上皮	未角化	口腔、食管和阴道等腔面	扁平，有核	多边形	矮柱状或立方形	抗摩擦、组织异物侵入，较强的机械保护和分泌功能
	角化	皮肤的表皮	扁平，无核			
复层柱状上皮		睑结膜、部分男性尿道、某些大排泄管等腔面	矮柱状	多边形	矮柱状	保护、吸收、分泌
变移上皮		肾盏、肾盂、输尿管及膀胱等的腔面	膀胱收缩时：浅层细胞呈大立方形，常有双核；中间层细胞为多边形或倒梨形；基底层细胞呈矮柱状或立方形			保护，抵抗尿液的腐蚀
			膀胱扩张时：上皮变薄，细胞层数变少，细胞形状变扁			

表 2-4　变移上皮与复层扁平上皮的区别

	复层扁平上皮	变移上皮
基底面与表面是否平行	不平行，结缔组织呈乳头状突入上皮层	上皮表面与基底面平行
基底层细胞质嗜碱性	较强	较弱
表层细胞形态	数层扁平细胞，核扁平或梭形，染色质浓缩，染色深，胞质嗜酸性	一层盖细胞，长方形或立方形，胞质嗜酸性，有浓缩现象
从基底层到表层细胞核形状变化	椭圆→扁椭圆→扁平或梭形	核基本都呈圆形

（三）被覆上皮

被覆上皮的分部

被覆上皮分布广，体表脏表及管腔。单扁立柱假复纤，复扁变移共六样。
内皮间皮单层扁，单立胆管肾小管，假复柱状呼吸道，单柱胃肠子宫胆。
表皮口腔和食管，被覆上皮复层扁，变移上皮层不定，肾盂膀胱输尿管。

三、腺上皮

分泌为主腺上皮，构成器官即称腺。腺泡导管外分泌，浆液黏液运出去。
腺无导管内分泌，激素便是其产物，通过血液游全身，调控生理显神通。

表 2-5　外分泌腺的一般结构

分类	分部	结构要点	功能
单细胞腺		杯形细胞	分泌
多细胞腺	导管	与分泌部相通连，由单层或复层上皮构成单个（单管腺）或数级分支（复管腺）的管状结构	将分泌物排到体表或器官腔内，有的还可分泌或吸收水和电解质
	分泌部（腺泡）	由单层上皮细胞围成管状或泡状结构 ①浆液腺泡：浆液性细胞呈强酸性 ②黏液腺泡：黏液性细胞着色浅 ③混合腺泡：多为黏液细胞，有浆半月	 分泌蛋白质 分泌黏液 分泌黏液和蛋白质

浆液性细胞与黏液性细胞

浆液细胞强酸性，酶原颗粒靠顶部。分泌物质较稀薄，参与组成浆液腺。
黏液细胞着色浅，黏原颗粒泡沫状，分泌物质较黏稠，参与组成黏液腺。

表 2-6　浆液性细胞与黏液性细胞的比较

	浆液性细胞	黏液性细胞
核形态	圆形	扁圆形
胞浆	基底部胞质为强嗜碱性，顶部胞质内含大量嗜酸性分泌颗粒	除核周少量胞质呈嗜碱性外，大部分胞质呈空泡状
超微结构	胞质中有密集的粗面内质网，核上区有发达的高尔基复合体和丰富的分泌颗粒	基底面胞质中有一定量的粗面内质网，核上区有发达的高尔基复合体和极丰富的粗大黏原颗粒
分泌物	酶原颗粒（浆液），稀薄	黏原颗粒（黏液），黏稠

四、细胞表面的特化结构

上皮细胞侧面的特殊结构

（1）

细胞侧面很稀奇，特有连接复合体。紧密连接设屏障，中间连接黏合状。

桥粒更像钉铆钉，缝隙连接信息通。

（2）

上皮细胞邻接面，四种连接较常见，机械连接传信息，紧密中间桥缝隙。

表 2-7　上皮细胞侧面的特殊结构

名称	结构特点	分布	功能
紧密连接	又称闭锁小带，相邻细胞膜形成网格状嵴	相邻细胞侧面近游离面处	连接和屏障作用
中间连接	又称黏着小带，相邻细胞之间有中等电子密度的丝状物连接相邻细胞的膜，膜的胞质内面有薄层致密物质和微丝附着，微丝构成终末网	多位于紧密连接的下方，环绕上皮细胞顶部，也可见于心肌细胞之间	黏着，保持细胞形态，传递收缩力
桥粒	又称黏着斑，相邻细胞间隙中有低密度丝状物，间隙中央有致密的中间线，通过微丝与细胞胞质面的附着板相连，胞质中张力丝起固定和支持作用	位于中间连接深部，皮肤、食管等部位的复层扁平上皮中尤其发达	使相邻细胞牢固连接
缝隙连接	又称通讯连接，连接处有许多由6个亚单位组成的连接小体，其中有一小管，相邻两细胞中的连接小体对接，管腔也通连	位于桥粒深部，也见于平滑肌、心肌、神经细胞之间	利于细胞间离子和小分子物质交换，传递信息

注释：上皮细胞侧面的四种连接，只要有两个以上同时存在，即称连接复合体。

上皮细胞游离面的特殊结构

游离面上有两毛，功能各异立功劳。小肠肾管微绒毛，扩大面积吸收好。

气管上皮有纤毛，定向摆动如清扫。

表 2-8　微绒毛与纤毛的结构特点及功能比较

比较项目	微绒毛	纤毛
一般特征	细小（直径约 0.1μm），可伸缩	粗（直径 0.3 ~ 0.5μm）而长，可摆动，可分辨单个纤毛
光镜	不易辨认，形成纹状缘或刷状缘	可见
电镜	内含纵行微丝	内含纵行微管（周围 9 组二联微管，中央 2 条单独微管，即 9+2 结构）

续表

比较项目	微绒毛	纤毛
细胞骨架	微丝附着于微绒毛基部的终末网（微丝网）	微管与纤毛基体微管相连续
分布	小肠柱状上皮、肾近端小管上皮细胞等	呼吸道等
功能	增加细胞的表面积，有利于吸收	节律性定向摆动
共同特点	在上皮细胞的游离面，由胞膜和胞质共同伸出的指状突起	

上皮细胞基底面的特殊结构

基底面上有基膜，扩大面积靠内褶。半桥粒来作固定，上皮细胞才稳定。

表 2-9 上皮细胞基底面的特殊结构

名称	结构特点	分布	功能
基膜	基膜由基板和网板两层构成，基板由透明层和致密层构成，不同部位的基膜厚薄不一	上皮细胞基底面与结缔组织之间，也见于肌细胞膜外表面	支持、连接、固着作用，半透膜利于物质交换，引导上皮移动，影响细胞的增殖和分化
质膜内褶	上皮细胞基底面的细胞膜折向胞质形成许多内褶，内褶之间有与其平行的长线粒体	肾近曲、远曲小管上皮基底面较明显	扩大基底部表面积，有利于小分子物质和电解质的转运
半桥粒	桥粒的一半	位于细胞的基部	将上皮细胞固着在基膜上

基膜

上皮细胞基底见，包含基板和网状。形态结构半透膜，基膜上皮半桥连。

第三章　结缔组织

一、结缔组织的特点及分类

结缔组织的特点

胞少质多含大量，基质纤维共两样。细胞排列无极性，散在分布基质中。

纤维三类胶弹网[1]，形状细长呈丝状。基质性状无定形，可呈胶状固液态。

结缔组织分布广，多样形态多用途。来自胚胎中胚层，间充质来演化成。

注释：[1] 结缔组织中的纤维有胶原纤维、弹性纤维和网状纤维三种类型。

表 3-1　结缔组织的一般特点

特点	说明
组成特点	细胞少，细胞间质多，由基质（多）和纤维（少）组成，排列疏松
结构特点	细胞排列无极性，包埋于间质中，一般血管、神经丰富
分布特点	分布广泛，细胞、组织、器官之间均有结缔组织
功能特点	具有支持、连接、营养、保护、修复、防御、免疫等功能
来源特点	由胚胎时期中胚层的间充质演化而来

表 3-2　结缔组织与上皮组织特点比较

	结缔组织	上皮组织（被覆上皮）
分布	上皮组织深部、实质器官被膜和小叶间隔，管腔器官壁的其他组织层之间	覆盖于身体表面或体内管、腔及囊的内表面，胸膜、腹膜、心包膜及其包被的器官表面
细胞密度	小（排列疏松）	大（排列紧密）
细胞种类及形态	种类多，形态多样	种类和形态相对单一
细胞排列方式	无极性	有极性
细胞外基质	多	少
血管	丰富	除内耳血管纹，一般无血管
神经	带被囊的末梢感受器丰富	游离神经末梢丰富
腺体	可存在腺体中	形成腺体
纤维	三种纤维	除基质内有网状纤维外，其他部位无
胚胎发生起源	中胚层间充质	外、内、中三个胚层
功能	连接、支持、保护、贮存、营养、运输物质等	保护、吸收、分泌、排泄等

结缔组织的分类

结缔组织分几种，固有结缔骨血液。血液淋巴呈液态，骨与软骨固体状。

固有结缔分四种，疏松致密脂肪网。构成人体内环境，连接支持营保护。

表 3-3 结缔组织的分类（1）

类型（按基质性状）	组织
液态	血液和淋巴
半固态或胶冻状	固有结缔组织（包括疏松结缔组织、致密结缔组织、脂肪组织和网状组织）
固态	软骨组织和骨组织

表 3-4 结缔组织的分类（2）

类型	细胞	基质状态	纤维	分布
固有结缔组织				
疏松结缔组织	成纤维细胞、纤维细胞、巨噬细胞、肥大细胞、浆细胞、未分化的间充质细胞、脂肪细胞	胶状	胶原纤维 弹性纤维 网状纤维	细胞、组织、器官之间和器官内
脂肪组织	脂肪细胞	胶状	同上	皮下组织、器官之间和器官内
致密结缔组织	成纤维细胞	胶状	胶原纤维 弹性纤维	皮肤真皮、器官被膜、腱及韧带
网状组织	网状细胞	胶状	网状纤维	淋巴组织、淋巴器官和骨髓
软骨组织	软骨细胞	固态	胶原原纤维 弹性纤维	气管、肋软骨及会厌等
骨组织	骨细胞	固态、坚硬	胶原纤维	骨骼
血液	血细胞中红细胞、白细胞	液态	纤维蛋白原 （相当于纤维）	心及血管

二、疏松结缔组织

疏松结缔组织特点

纤维分布较疏松，结缔组织得名称。细胞数少种类多，浸在丰富基质中。

充填细胞组织间，支持连接显神通。防御保护作用大，营养修复也靠它。

表 3-5　疏松结缔组织的特点

项目	特点
组成	少量、多种细胞和大量细胞间质
分布	广泛分布于各种细胞、组织和器官之间
功能	支持、连接、防御、保护、营养和修复作用

疏松结缔组织的成分和功能

疏松结缔广分布，细胞间质两成分，细胞之间多间质，包括基质核纤维。

细胞包括七八种，成纤维细胞为主。脂肪细胞储脂肪，间充细胞可分化。

巨噬细胞能吞噬，肥大细胞含颗粒。白细胞有中酸淋，浆细胞能产抗体。

纤维基质组间质，间质纤维有三种。胶原弹性和网状，基质类似一碗汤。

蛋白多糖糖蛋白，支持保护和营养。

表 3-6　疏松结缔组织的成分和功能

分类	成分	功能
细胞	成纤维细胞	合成纤维基质
	纤维细胞	成纤维细胞静止状态
	浆细胞	分泌抗体
	巨噬细胞	来自单核细胞，有变形、吞噬和免疫功能
	脂肪细胞	合成、储存脂肪
	肥大细胞	参与变态反应
	间充质细胞	干细胞
	白细胞	趋化、参与免疫和炎症反应
纤维	胶原纤维	富有韧性，具有支持、连接等作用
	弹性纤维	富有弹性，具有支持、连接等作用
	网状纤维	交织成网，具有支持、连接等作用
基质	蛋白聚糖、纤维粘连蛋白、组织液（从血管渗出的液体）	具有支持和营养等作用，大分子物质和病原体不易扩散，有利于巨噬细胞吞噬，参与细胞分化和迁移的调控，与毛细血管进行物质交换

疏松结缔组织中常见的细胞

成纤维细胞

成纤细胞量最多，胞形扁平如星梭。核大色浅仁明显，细胞再生能力强。

合成纤维与基质，生长修复立功劳。

纤维细胞

纤维细胞长梭形，胞核较小染色浅。细胞器亦不发达，功能静止不活跃。

巨噬细胞

（1）

巨噬细胞椭圆状，或有短突形不规；质内富含溶酶体，吞饮小泡吞噬体；
胞核圆小染色深，吞噬免疫为功能。

（2）

巨噬多形有伪足，胞核圆小质丰富。细胞前身是单核，吞噬细胞和异物。

浆细胞的结构和功能

（1）

浆细胞呈椭圆形，偏位胞核车轮形。强嗜碱性细胞质，粗面内质网造成。
胞核周边浅染晕，高尔基器聚集成。产生抗体球蛋白，保护机体打先锋。

（2）

浆细胞，形圆椭，胞质嗜碱粗网多。内网器，绕核旁，核似车轮偏一方。
合成抗体泌抗体，体液免疫功无比。

肥大细胞

（1）

肥大细胞形圆卵，粗大颗粒质内满；肝素以及组织胺，慢反应物颗粒含；
胞核圆小居中央，似无特点可鉴赏。

（2）

肥大细胞成群居，胞质富含异染粒。主要作用致过敏，肝素组胺白三烯。

脂肪细胞

（1）

脂肪球形核扁圆，脂滴挤核到一边。染色脂滴被溶解，图片胞质空泡显。

（2）

脂肪细胞大而圆，胞核被挤靠一旁，质内脂滴饱充填，储存脂肪蓄能量。

表 3-7　疏松结缔组织中几种主要细胞的比较

细胞	光镜			电镜	功能
	外形	胞核	胞质		
成纤维细胞	胞体较大，扁平，有突起	扁卵圆形，着色浅，核仁明显	丰富，弱嗜碱性	表面有粗短突起，胞质中游离核糖体、RER丰富，高尔基复合体发达	合成纤维和基质，组织损伤时可分裂增殖，可进行趋化性运动，有一定的吞噬作用
纤维细胞	较小，长梭形	较小，染色深	较少，弱嗜酸性	RER和高尔基复合体不发达	组织损伤修复时可转变为成纤维细胞
巨噬细胞	形态多样，可随功能状态改变，又称组织细胞	较小，卵圆或肾形，着色深，核仁不明显	丰富、嗜酸性，常含空泡或异物颗粒	表面有许多微皱褶和微绒毛，有少许球形隆起，胞质中有大量溶酶体、吞饮泡、吞噬体和残余体，膜内侧有较多微丝、微管	通过趋化性定向运动行使多种功能。参与免疫应答，有特异性和非特异性吞噬功能，有呈递抗原作用，分泌溶菌酶、干扰素、补体等活性物质，参与防御、免疫功能
浆细胞	圆形或卵圆形	圆形，偏细胞一侧，染色质紧靠核膜呈辐射状分布	丰富，嗜碱性，近核膜处有浅染区	大量平行排列的RER，游离核蛋白体，浅染区是发达的高尔基复合体和中心体	合成、分泌免疫球蛋白(抗体)，参与体液免疫反应，抑制或杀灭细菌，中和病毒，促进巨噬细胞对抗原的吞噬
肥大细胞	圆形或卵圆形	小而圆	充满粗大的嗜碱性颗粒（异染颗粒）	颗粒有单位膜包被，大小不一，内含多种介质	受刺激后经脱颗粒释放多种介质。其中肝素可抗凝血，组胺、白三烯可引起荨麻疹、哮喘等过敏反应，嗜酸性粒细胞趋化因子可吸引嗜酸性粒细胞聚集到过敏反应部位，释放类胰酶促基质代谢，能分裂增殖
脂肪细胞	胞体大，球形或多边形	位于边缘	充满脂滴		合成、贮存脂肪，参与脂类代谢
未分化间充质细胞	形态与纤维细胞相似				具有多向分化潜能
白细胞					防御功能

疏松结缔组织中的三种纤维

疏松组织镜下望，细胞虽少花样多，肥大巨噬成纤维，大肚脂肪偏核浆，网状胶弹三纤维，排列散乱蜂窝状。

表 3-8 疏松结缔组织中三种纤维的特点

	胶原纤维	弹性纤维	网状纤维
色泽	白色，称白纤维	黄色，称黄纤维	
染色	HE 染成浅红色	HE 染成浅红色，折光性强，醛复红或地衣红染成紫色或棕褐色	HE 不易着色，镀银法染成黑色，故又称嗜银纤维
光镜特点	数量多，呈波浪状，粗细不等且有分支，相互交织	数量少，较细，有分支交织成网，断端常卷曲	微细，分支多，相互交织成网
电镜特点	由更细的胶原原纤维粘合而成，胶原原纤维有明暗相间的周期性横纹，周期 64nm	由微原纤维和均质状的弹性蛋白构成	由胶原原纤维组成，也有 64nm 周期性横纹；因表面附有酸性糖蛋白，故有嗜银性
化学成分	Ⅰ型和Ⅲ型胶原蛋白	弹性蛋白、原纤维蛋白	Ⅲ型胶原蛋白，蛋白多糖和糖蛋白
分布	腱、韧带、关节囊等	主动脉、肺、弹性软骨等	造血器官、基膜、内分泌腺、淋巴器官
功能特点	韧性大，抗拉力强，弹性差	弹性大，韧性较小	构成微细支架，稳固器官组织的形态和位置

表 3-9 各型胶原的组成、组织分布和功能特点

分型	胶原蛋白的三股肽链	结构特点	组织分布	主要功能	形态特点
形成长原纤维胶原					
Ⅰ型	[αl（Ⅰ）2α2（Ⅰ）]	300nm 分子，67nm 横纹原纤维	真皮、筋膜、巩膜、器官被膜、腱、纤维软骨、骨、牙本质	抗张力强	粗大，非嗜银原纤维
Ⅱ型	[αl（Ⅱ）3]	300nm 分子，67nm 横纹原纤维	透明软骨和弹性软骨，玻璃体	抗压力较强	松散聚集的原纤维
Ⅲ型	[αl（Ⅲ）3]	67nm 横纹原纤维	皮肤、肌肉、平滑肌、神经内膜、心血管，常与Ⅰ型胶原结合	作为支架维持可扩张器官组织的形态结构	细嗜银原纤维
Ⅴ型	[αl（Ⅴ）3]	390nm 分子，有 N 端球状域	胎儿组织、真皮、骨、胎盘、腱、韧带、器官被膜等大部分间质组织	参与Ⅰ型胶原功能，与胎盘基质结合	常形成与Ⅰ型纤维结合原纤维

续表

分型	胶原蛋白的三股肽链	结构特点	组织分布	主要功能	形态特点
Ⅺ型	[α1（Ⅺ）α2（Ⅺ）α3（Ⅺ）]	300nm 分子	软骨	参与Ⅱ型胶原功能	小原纤维
原纤维结合胶原					
Ⅸ型	[α1（Ⅸ）α2（Ⅸ）α3（Ⅸ）]	200nm 分子	软骨、玻璃体	结合糖胺聚糖，与Ⅱ型胶原结合	无可见纤维
Ⅻ型	[αl（Ⅻ）3]	有大N端域，与Ⅰ型胶原结合	胚胎、腱、皮肤	与Ⅰ型胶原相互作用	无可见纤维
ⅩⅣ型	[αl（ⅩⅣ）3]	有大N端域，十字型分子	胎儿皮肤、腱		无可见纤维
形成锚定原纤维胶原					
Ⅻ型	[αl（Ⅻ）3]	450nm，每端有球状域	上皮	锚定皮肤表皮基底层和下面基质	无可见纤维
形成纤维网络胶原					
Ⅳ型	[αl（Ⅻ）2α2（Ⅳ）]	二维网状交联	所有基膜，晶状体囊	基膜致密板结构网架，支持纤维结构，滤过	无可见纤维

结缔组织基质

结缔组织基质多，含有液态组织液。蛋白聚糖种类多，糖胺聚糖蛋聚糖。

含有多种糖蛋白，纤维蛋白为代表。

表 3-10　结缔组织基质的成分及作用

种类	成分	功能
蛋白聚糖	由蛋白质和聚糖分子组成，聚糖为糖胺聚糖，包括透明质酸、硫酸软骨素、硫酸角质素、硫酸乙酰肝素等	①组成分子筛，促进血液与组织细胞之间物质交换 ②阻止侵入体内的物质扩散
纤维粘连蛋白	主要成分为蛋白质	①参与分子筛的组成 ②影响细胞的识别、迁移和增殖
组织液	由毛细血管滤出，主要成分为水、电解质、单糖、气体分子等小分子物质	组织细胞与血液进行物质交换的媒介

表 3-11 糖蛋白的种类与功能

种类	功能
胶原蛋白	结构分子
黏蛋白	润滑剂及保护性介质
转铁蛋白、血浆铜蓝蛋白	转运分子
免疫球蛋白、组织相容性抗原	免疫分子
绒毛膜促性腺激素、促甲状腺激素（TSH）	激素
多种酶类，如碱性磷酸酶	酶
参与细胞-细胞（如精子-卵细胞），病毒-细胞、细菌-细胞及激素-细胞间相互作用的蛋白质	细胞附着-识别位点
冷水鱼类的一些血浆蛋白	抗冻蛋白
凝集素、选择蛋白（选择性的细胞黏着分子）、抗体	与特异性糖类物质相互作用

三、致密结缔组织

致密结缔组织

纤维多密少基质，构成韧带与真皮；骨膜被膜和肌腱，保护支持强有力。

致密结缔胞基少[1]，胶原弹性纤维多。

注释：[1] 致密结缔组织的细胞和基质成分少。

表 3-12 三种致密结缔组织的特点比较

	规则致密结缔组织	不规则致密结缔组织	弹性组织
纤维种类	胶原纤维	胶原纤维	弹性纤维
纤维排列方式	顺着应力方向平行排列成束	纵横交织，形成致密的三维网状结构	平行排列成束或编织成膜状
细胞种类	腱细胞（一种特殊形态的成纤维细胞）	成纤维细胞	成纤维细胞
分布	肌腱和腱膜	真皮、硬脑膜及多数器官的被膜	项韧带和黄韧带，弹性动脉中膜的弹性膜等
共同特点	以纤维为主要成分，纤维粗大，排列致密，细胞和基质较少		

表 3-13　不同部位致密结缔组织的特点

部位	特点
肌腱、腱膜等处的致密结缔组织	细胞间质是粗大、致密而平行排列的胶原纤维束，纤维间隙少量基质相连，腱细胞沿纤维长轴排列
真皮、巩膜、内脏器官被膜等处的致密结缔组织	细胞间质是由粗大、致密、排列不规则的胶原纤维束交织而成的致密板层结构组成，有少量细胞核基质
弹性纤维束为主的致密结缔组织	不同组织中，纤维排列不同。例如在韧带等处，纤维平行排列成束；在大动脉等处，纤维编织成网

四、脂肪组织

脂肪组织的特点

脂肪细胞多聚集，疏松组织隔小叶。脂肪细胞大而圆，质内脂滴饱充填。
胞核被挤靠一旁，储存脂肪蓄能量。皮下网膜多分布，保温支持和缓冲。

表 3-14　脂肪组织的特点

项目	特点
组成	由大量脂肪细胞聚集而成
形态	疏松结缔组织和血管形成薄层的隔，把脂肪细胞分隔成若干小叶
分布	大量分布于皮下组织、肠系膜、网膜等处，并且包裹心、肾和肾上腺等器官；两性皮下组织中脂肪的分布有显著差别；全身只有神经系统、肺、阴茎和眼睑无脂肪
功能	储存脂肪，是机体最大的能量库；同时具有支持、缓冲、保护和保持体温等作用

脂肪组织的类型

脂肪组织两类型，新鲜颜色不相同；细胞结构有差异，分布区域也不同；
棕色脂肪产能多，白色贮能又缓冲。

表 3-15　两种脂肪组织特点的比较

项目	黄（白）色脂肪组织	棕色脂肪组织
细胞类型	单泡脂肪细胞	多泡脂肪细胞
脂滴特点	只有一个大脂滴	多个大小不一的脂滴
细胞核	扁圆形，位于周边	圆形，位于中央
分布特点	成年	新生儿、冬眠动物
分布区域	皮下、网膜和系膜等处	肩胛间区、腋窝及颈后部
功能	体内最大的贮能库，维持体温、缓冲、保护、填充等	产生大量热能
共同特点	大量群集的脂肪细胞被疏松结缔组织分隔成小叶	

五、网状组织

网状细胞和间质，细胞纤维连成网；多在造血淋巴中，提供发育微循环。

表 3-16 网状组织

网状组织	说明
组成成分	
网状细胞	细胞体较大，呈星形或多突形，突起彼此相互连接，细胞核呈圆形或椭圆形，核大，染色浅，染色质细疏，核仁明显，细胞质较多，呈弱碱性
细胞间质	
网状纤维	分支交互成网，与网状细胞共同构成造血组织和淋巴器官的支架
基质	流动的淋巴液或组织液
分布	主要分布在造血器官和淋巴器官等处

表 3-17 各种固有结缔组织的分类及特点

	疏松结缔组织	致密结缔组织	脂肪组织	网状组织
纤维	胶原纤维较少，分布疏松	胶原纤维多、粗大，排列密集	少，细胞间有少量疏松结缔组织	网状纤维
细胞	种类多，数量多	种类和数量少	大量脂肪细胞	网状细胞
基质	较多	较少	少	较多
分布	细胞之间、组织之间、器官之间	肌腱、肌膜、真皮、巩膜、器官被膜	皮下、肠系膜、黄骨髓	骨髓、淋巴结和脾等
功能	连接、营养、防御、修复	支持、保护、连接	保持体温、产生热能，保护和填充等	形成组织器官的微环境

第四章　血　液

一、血液的组成及功能

血液属结缔组织，分为血浆血细胞，血在血管循环流，完成运输日夜忙；
凝血止血吞异物，防御免疫是屏障，酸碱水电等平衡，体温调节都参加。

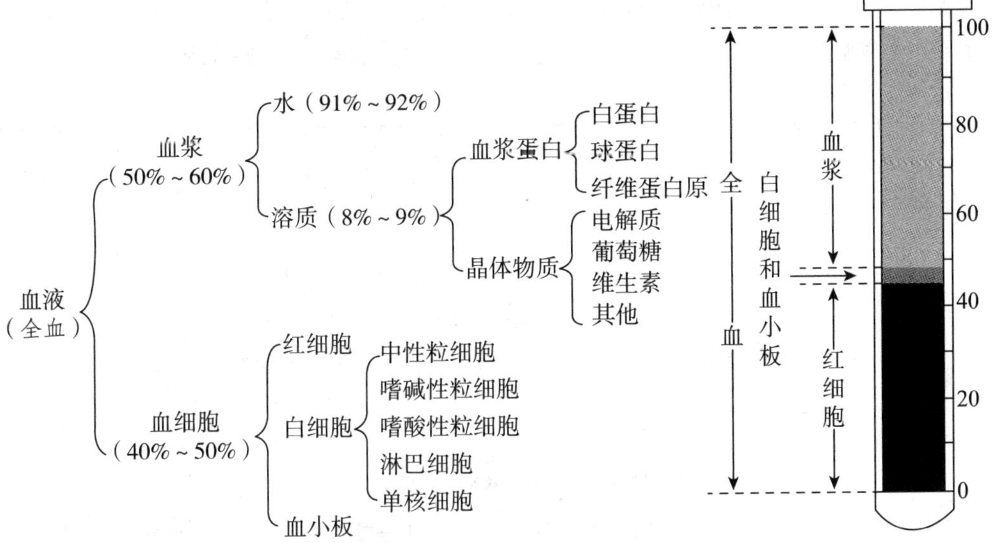

图 4-1　血液的基本组成

二、血浆

血浆胞外为间质，约占体重百分四。血浆成分很复杂，水分蛋白和其他，
去除纤维蛋白原，析出液体称血清。

血浆蛋白质

血浆蛋白种类多，清蛋白的含量大，参与运输和营养，维持胶体渗透压。
球蛋白可分三种，免疫防卫靠 γ。纤维蛋白原量少，参与凝血最重要。
还有多种脂蛋白，运输脂质工作忙。

表 4-1 血浆蛋白质

蛋白质	分子量或直径	来源	功能
清蛋白	60 ~ 69 kD	肝	维持胶体渗透压，运输某些不溶性代谢物
α - 球蛋白和 β- 球蛋白	80 ~ 1000 kD		运输金属离子、蛋白结合脂质和脂溶性维生素
γ- 球蛋白		浆细胞	免疫防御、抗体
纤维蛋白原	不同	肝	形成纤维蛋白丝
血浆脂蛋白乳糜微粒	100 ~ 500μm	小肠上皮细胞	运输三酰甘油至肝
极低密度脂蛋白	25 ~ 70nm	肝	运输三酰甘油至体细胞
低密度脂蛋白	3000×10^6 kD	肝	运输胆固醇由肝至体细胞

三、血细胞

红白细胞血小板，有形成分四五十。双凹圆盘红细胞，携带氧气和 CO_2，还有网织红细胞，特殊染色见分端；有粒无粒白细胞，保护机体作贡献，前者分为中酸碱，后者细胞核成单。各种各样血细胞，来自造血干细胞。

（一）红细胞

红细胞和血红蛋白正常值

四点零到五点五，男红细胞正常数，一百二十一百六，男有此色不用愁。三点五到五点零，女红细胞较男贫，一百一十一百五，血红蛋白女正常。

表 4-2 血细胞分类计数的正常值

血细胞	正常值
红细胞	男：$(4.0 \sim 5.5) \times 10^{12}$/L 女：$(3.5 \sim 5.0) \times 10^{12}$/L
血小板	$(100 \sim 300) \times 10^9$/L
白细胞	$(4.0 \sim 10) \times 10^9$/L
中性粒细胞	50% ~ 70%
嗜酸性粒细胞	0.5% ~ 3%
嗜碱性粒细胞	0 ~ 1%
单核细胞	3% ~ 8%
淋巴细胞	25% ~ 30%

红细胞形态

成熟之时红细胞，形似圆盘双面凹。胞内无核质无器，血红蛋白含量高，
径约七点五微米，毛细管中单行道。运输氧碳为其职，酸碱平衡也能调。

表 4-3　红细胞与白细胞的比较

	红细胞	白细胞
数量	(3.5 ～ 5.5) $\times 10^{12}$/L	(4 ～ 10) $\times 10^{9}$/L
直径	约 75 μm	6 ～ 20μm
形状	双凹圆盘状，中央较薄，边缘较厚	圆球形
细胞质		
细胞器	无	有
血红蛋白	有，由珠蛋白和含铁血红素合成	无
颗粒	无	有或无
细胞核	无（成熟后）	有
产生部位	红骨髓	红骨髓和淋巴组织
功能意义	有一定弹性和形态可变性，细胞膜上有血型抗原，能携带氧和二氧化碳	变形运动，吞噬，杀菌，具有防御和免疫功能
寿命	120 天	数天、数月或数年

红细胞的结构特点

红细胞的结构奇，有利完成运氧功。

表 4-4　红细胞的结构特点与其功能之间的联系

红细胞的结构特点	与其功能之间的联系
双凹圆碟形，直径 7 ～ 8μm	具有较大的表面积，利于气体交换，其大小有利于通过狭窄的毛细血管
无细胞核，胞质内充满血红蛋白	有利于运输氧气和 CO_2，在氧分压高的肺部能结合 O_2，释放 CO_2；在氧分压低的组织能释放 O_2，结合 CO_2
膜内有红细胞膜骨架	保持红细胞的形态、弹性和可塑性
缺乏线粒体	依靠无氧酵解供能，以维持红细胞膜的正常结构
膜上有血型抗原	决定红细胞血型
数目及血红蛋白的含量相对稳定	在一定范围内变动，如果过少则为贫血

网织红细胞

网织红C数量少，胞内残存核糖体，虽是红C未成熟，反映骨髓造血功。

表 4-5 红细胞与网织红细胞比较

	红细胞（成熟）	网织红细胞
正常值	$(3.5 \sim 5.5) \times 10^{12}/L$	占红细胞总数的比值 成人：0.5% ~ 1.5% 新生儿：3% ~ 6%
直径	7 ~ 8μm	7 ~ 9μm
外形	双凹圆盘状，血涂片瑞氏染色中央色浅，边缘色深	圆盘状，常规染色的血涂片中不能与成熟红细胞区别
细胞质	无细胞器，胞质中充满血红蛋白	煌焦油蓝染色时，胞质内有染成蓝色的细网或颗粒，是残存的核糖体
细胞核	无	无
功能意义	携带 O_2 和 CO_2	未完全成熟的红细胞，可作为反映骨髓造血功能的指标

（二）白细胞

白细胞中的三种粒细胞

中性粒细胞

碱酸染色无嗜好，球形大于红细胞。白总之中啥比例，零点五到零点七。

胞核两叶到五叶，质含匀细淡紫粒。血检若见比增高，提示炎症在袭击。

嗜酸性粒细胞

嗜酸细胞大于中，粒分两叶不同众。颗粒较大染色红，分布均匀粗细同。

一到五个百分点，正常比例占白总。白检数值增高时，提示过敏或染虫。

嗜碱性粒细胞

嗜碱细胞最难找，粒细胞中它最小。胞核染色较浅淡，形状不规“S”貌。

颗粒紫蓝不等大，分布不均貌粗糙。肝素细胞反应物，颗粒内含一一包。

表 4-6 白细胞中三种粒细胞之比较

	中性粒细胞	嗜酸性粒细胞	嗜碱性粒细胞
占白细胞比例	50% ～ 70%	0.5% ～ 3%	0 ～ 1%
直径	10 ～ 12 μm	10 ～ 15μm	10 ～ 12μm
胞核	杆状或分 2 ～ 5 叶，分叶越多越衰老	常分 2 叶	分叶或 S 形，常被颗粒遮盖
胞质	粉红色，含有许多细小的淡紫色及淡红色颗粒	粗大、均匀的橘红色颗粒	大小不等、分布不均的紫蓝色颗粒
颗粒性质	①特殊颗粒：占 80%，含溶菌酶、吞噬素等 ②嗜天青颗粒：占 20%，是溶酶体，含有酸性磷酸酶和髓过氧化物酶	相当于溶酶体，含有多种酶	颗粒含肝素和组胺
功能	活跃的变形运动和吞噬功能，起重要的防御作用，急性炎症时数量增加	变形运动和吞噬功能，抗过敏、抗寄生虫	肝素抗凝血，组胺和白三烯参与过敏反应，与肥大细胞功能相似

白细胞中的两种无粒细胞

淋巴细胞

胞体圆形椭圆形，六至十二微米径。难见胞质易见核，核被染成深蓝色。

二十三十百分比，异曲同工为免疫。

单核细胞

血细胞中它最大，百分比中三到八。胞形有圆也有椭，胞质灰蓝淡而多。

核色浅淡形如肾，又如蹄铁独一尊。变形吞噬显奇能，出了血管巨噬称。

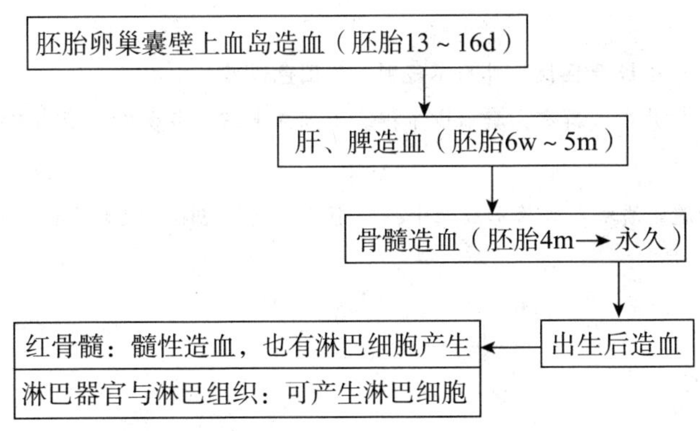

图 4-2 造血器官的演变示意图

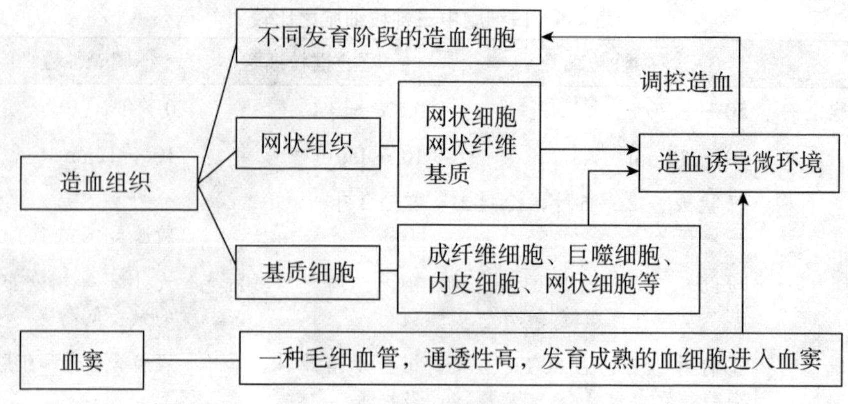

图 4-3　红骨髓的构成示意图

表 4-7　白细胞中两种无粒细胞之比较

	淋巴细胞	单核细胞
占白细胞比例	25% ～ 30%	3% ～ 8%
形状和大小	大小不等，6 ～ 16μm，圆形或椭圆形	体积最大，14 ～ 20μm，圆形或椭圆形
胞核	核圆形，一侧常有小凹陷，染色质致密呈块状，着色深	肾形、马蹄铁形或不规则形，染色质颗粒细而松散
胞质	胞质很少，蔚蓝色，含少量嗜天青颗粒	胞质较多，灰蓝色，含有许多细小的嗜天青颗粒
功能	T 细胞参与细胞免疫，B 细胞参与体液免疫	变形运动、趋化性和吞噬功能，是组织内巨噬细胞的前身

（三）血小板

血小板

（1）

小板源巨核，外形不规则。周围色浅蓝，中央紫红色。

片中成群布，凝血少不得。十到三十万，多少皆不测。

（2）

巨核细胞胞质块，脱落形成血小板。小板碎块多突起，凝血止血最积极。

表 4-8 血小板的小管和颗粒

结构	部位	内容物	功能
表面开放小管系统	透明区		促进由激活的血小板摄取和释放分子
致密小管系统	透明区		隔绝钙离子，防止血小板黏附
α- 颗粒（300 ~ 500nm）	颗粒区	凝血因子，纤维蛋白原，凝血因子Ⅲ，凝血酶敏感蛋白，血小板源性生长因子	所含因子促进血管修复、血小板聚集和血液凝固
δ- 颗粒（250 ~ 300nm）	颗粒区	钙，ADP，ATP，组胺，5- 羟色胺，焦磷酸酶	所含因子促进血小板聚集和黏附，以及血管收缩
λ- 颗粒（200 ~ 250nm）	颗粒区	水解酶	所含的酶促进血凝块重新溶解

四、血细胞的发生

造血器官的演变

胚胎卵黄囊血岛，原始造血之器官。转为肝脾来造血，骨髓造血是永久。

生后造血红骨髓，淋巴器造淋巴 C。

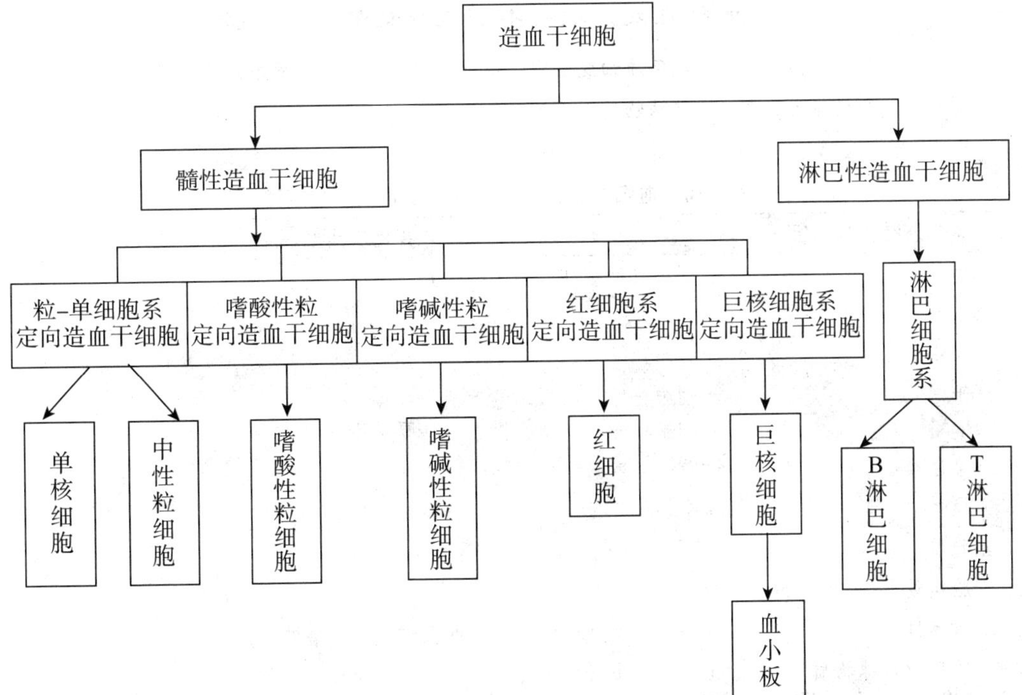

图 4-4 血细胞发生过程

造血干细胞的生物学特点

能够自我来复制，终生保持一定量。形成各种祖细胞，多向分化能力强。
增殖潜能十分大，能够反复来分裂。

表 4-9 造血干细胞与造血祖细胞比较

	造血干细胞	造血祖细胞
生物学特点	①有自我复制能力 ②有多向分化能力，可分化形成不同的造血祖细胞 ③有强大的增殖潜能	①不能自我更新，其数量的维持主要依赖于造血干细胞的增殖和分化 ②已定向分化为各系造血祖细胞 ③有很强的增殖能力
重建造血	能长期重建造血	不能重建造血或只能短期重建造血
形态	从形态学上无法识别，类似小淋巴细胞	无特异性形态特点，从形态学上无法识别
检测方法	小鼠脾集落生成实验等	造血祖细胞体外半固体培养法等

造血过程

造血场所红骨髓，造血干细胞分化。生成定向祖细胞，经过增殖和发育，
生成各种血细胞，最后释放到外周。

血细胞发育过程中形态变化的一般规律

胞体胞核大变小，染色质细变粗密，核仁逐渐会消失，胞质越来越丰富，
分裂能力将丧失，特殊物质则增多。

表 4-10 血细胞发育过程中形态变化的一般规律

形态结构与特征	变化规律
细胞体	大→小（巨核细胞由小→大）
细胞核	
大小	大→小
形态	红细胞核保持圆形，最后消失 粒细胞核变化：圆→椭圆→半圆→扁→杆状→分叶
染色质	细疏→粗密
核仁	多个→有→无
细胞质	
胞质量	少→多
嗜碱性	强→弱→无（单核细胞、淋巴细胞仍具嗜碱性）
胞质中特殊物质	无→有→多（如血红蛋白、特殊颗粒）
核质比例	大→小
细胞分裂能力	强→有→无

表 4-11　红细胞发生过程的形态特点

发育阶段	细胞名称	胞体大小（μm）	形状	胞核形状	染色质	核仁	胞质嗜碱性	血红蛋白	分裂能力
原始阶段	原红细胞	14 ~ 22	圆	圆	细粒状	2 ~ 3	强	无	有
幼稚阶段	早幼红细胞	11 ~ 19	圆	圆	粗粒状	偶见	很强	出现	有
	中幼红细胞	10 ~ 14	圆	圆	粗块状	消失	减弱	增多	有
	晚幼红细胞	9 ~ 12	圆	圆	致密块	消失	弱	大量	无
成熟阶段	网织红细胞	7 ~ 9	圆盘	无	无	无	微	大量	无
	红细胞	7.5	圆盘	无	无	无	无	大量	无

表 4-12　粒细胞发生过程的形态特点

发育阶段	细胞名称	胞体大小（μm）	胞核形状	染色质	核仁	胞质嗜碱性	嗜天青颗粒	特殊颗粒	分裂能力
原始阶段	原粒细胞	11 ~ 18	圆	细网状	2 ~ 6	强	无	无	有
幼稚阶段	早幼粒细胞	13 ~ 20	卵圆	粗网状	偶见	减弱	大量	少量	有
	中幼粒细胞	11 ~ 16	半圆	网块状	消失	弱	少	增多	有
	晚幼粒细胞	10 ~ 15	肾形	网块状	消失	较弱	少	明显	无
成熟阶段	杆状核粒细胞	10 ~ 15	杆状	粗块状	消失	消失	少	大量	无
	分叶核粒细胞	10 ~ 15	分叶	粗块状	消失	消失	少	大量	无

第五章　软骨和骨

一、软骨

软骨的基本结构

软骨组织属结缔，间质呈现均质状，软骨间质埋细胞，组织形似赤豆糕。
软骨基质和纤维，基质呈现半固胶，纤维胶原和弹性，细胞埋于基质中。
软骨组织无血管，营养来自软骨膜。

表 5-1　软骨的基本结构

基本组成成分	结构	功能
软骨组织		
软骨细胞	包埋在软骨基质的软骨陷窝中，细胞的大小、形态和分布有其规律性。靠近软骨中央有同源细胞群	具有分泌软骨其质的能力
软骨基质	①软骨基质：主要成分为蛋白多糖和水，凝胶状，无血管，基质内的小腔为软骨陷窝	营养、支持软骨细胞
	②软骨纤维：种类及多少因软骨类型而异	使软骨具有韧性或弹性
软骨膜	软骨表面的薄层致密结缔组织，分两层。外层有大量胶原纤维，内层有梭形的骨祖细胞等。软骨膜还含有血管、淋巴管和神经	保护、营养软骨组织

软骨细胞的特点

细胞位于陷窝中，幼稚成熟两类型。幼稚多布组织边，单个分布胞体小；
成熟细胞位中央，群集分布胞体大。

表 5-2　软骨细胞的特点

	幼稚细胞	成熟细胞
分布规律	位于软骨陷窝，软骨组织周边单个分布	位于软骨陷窝，软骨组织中央成群分布
体积	较小，单个分布	较大，形成同源细胞群
胞体	扁圆形	圆形或椭圆形
胞核	扁圆形	小而圆，可见 1 ~ 2 个核仁
胞质	弱碱性，电镜下可见丰富的粗面内质网和发达的高尔基复合体	
功能	产生软骨基质	

软骨的分类及特点

软骨组织有弹性，支持保护与缓冲。依据纤维分三类，纤维透明和弹性。

透明软骨原原纤[1]，无序排列基质间。关节气管肋软骨，新鲜透明质较脆。

弹性软骨有弹性，耳郭会厌和鼻喉。纤维软骨胶原纤[2]，椎盘关盘耻骨联。

注释：[1] 原原纤指胶原原纤维。

[2] 胶原纤指胶原纤维。

表 5-3　三种软骨之比较

		透明软骨	纤维软骨	弹性软骨
不同点	分布	鼻、咽、喉、支气管、肋软骨和长骨关节面等处	椎间盘、关节盘及耻骨联合等处	耳郭与会厌等处
	颜色	淡蓝色，半透明	乳白色、不透明	黄色
	细胞	软骨细胞位于软骨陷窝内	软骨细胞成行排列或散在于纤维束之间	软骨细胞位于软骨陷窝内
	纤维	胶原原纤维排列不整齐，纤维与基质的折光性一致，故 HE 染色不易分辨	大量胶原纤维束平行排列或交错排列	大量弹性纤维交织成网，基质与纤维折射不一，故染色片上可看到纤维
	功能特点	弹性差	韧性好	弹性好
相同点	均由软骨细胞和软骨基质构成，软骨细胞位于软骨陷窝内，软骨基质由纤维和基质组成，软骨组织内均不含管			

软骨的生长方式

生长方式有两种，两种方式同时存：一为附加性生长，又名软骨膜下生；

二为间质性生长，又称软骨内生长。

表 5-4　软骨的生长方式

附加性生长（软骨膜下生长）	间质性生长（软骨内生长）
软骨膜内的骨祖细胞 ↓ 分化为成软骨细胞，并分泌基质和纤维 ↓ 分化成熟为软骨细胞 ↓ 软骨增厚	软骨内的软骨细胞分裂、生长 ↓ 产生新的软骨细胞，进而产生新的基质和纤维 ↓ 导致软骨从内部向四周扩大

二、骨

（一）骨组织的结构

骨质的成分

骨组织，最坚硬，骨质细胞共构成。骨质形成板层状，层层叠加来承重。
胶原纤维平行排，钙盐针状沉其中。有机基质黏合剂，黏接纤维与钙磷。

骨组织的构造、分类和分布

骨组织，何构造？细胞间质骨细胞。胶原纤维比较多，基质形态似凝胶，
大量钙盐来沉积，细胞间质硬度高。细胞间质层层排，形成骨板牢又牢。
间质小腔称陷窝，陷窝内含骨细胞。根据骨板排列式，骨组织被分两套，
松质分布各骨内，密质分布诸骨表。

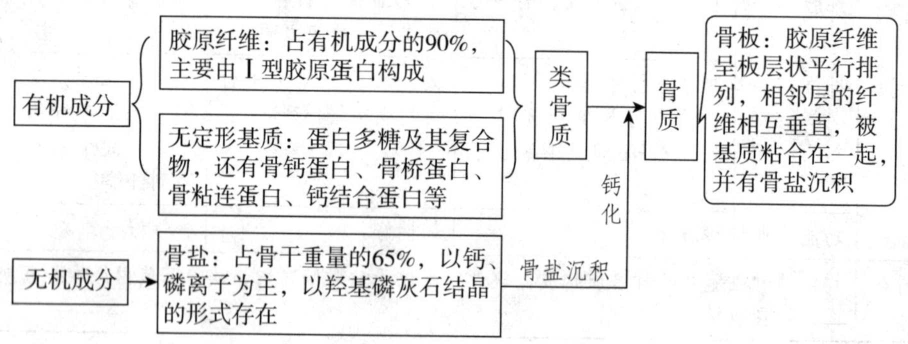

图 5-1　骨质的成分和骨板的形成示意图

骨组织的细胞类型

细胞成分有四种，形态结构各不同。骨原细胞体积小，位于内外骨膜中，
骨组织的干细胞，成骨细胞的祖先。后者分布于骨表，类骨质由它合成，
分泌间质自身埋，结构变化改了名。摇身变为骨细胞，藏身骨质腔隙中，
胞体位于骨陷窝，突起骨小管内行。成骨溶骨来交替，调节钙及磷平衡。
破骨细胞大不同，单核细胞融合成，贴骨纹状缘形成，分泌酶酸把骨溶。

表 5-5　骨组织的细胞类型、形态结构和功能

细胞类型	分布部位	形态结构	功能
骨祖细胞	位于骨膜内	细胞较小，呈梭形，胞质少，核椭圆形或细长形	骨组织的干细胞，可分化为成骨细胞和成软骨细胞

续表

细胞类型	分布部位	形态结构	功能
成骨细胞	位于骨组织表面	呈立方形或矮柱状，胞核圆形，胞质嗜碱性，粗面内质网和高尔基复合体丰富	分泌类骨质，自身包埋于其中变成骨细胞；分泌基质小泡，使类骨质钙化为骨质；分泌细胞因子，调节骨组织的形成和分化，促进骨组织钙化
骨细胞	胞体位于骨陷窝内，突起位于骨小管中	呈扁椭圆形，多突起，相邻骨细胞借突起间的缝隙连接相连	具有一定的溶骨和成骨作用，参与调节钙磷平衡
破骨细胞	散在分布于骨组织边缘	多核的大型细胞，胞质嗜酸性，细胞器丰富，以线粒体和溶酶体居多。破骨细胞紧贴骨质的一侧有皱褶缘	溶解和吸收骨质，与成骨细胞一起参与骨的生长和改建

（二）长骨的结构

骨组织由结缔构，类似软骨的结构。长骨分为干和骺，骺线位于干骺间。
骨的组成三部分，骨膜骨髓和骨质，骨膜覆表可增生，破骨造骨能填充。
骨质分为密松质，密质在外内疏松。骨干密质纵横看，外层内层环骨板，
中层显见骨单位，单位之间间骨板。中央管贯骨单位，管周骨板像靶环，
中央管连穿通管，血管神经管内含。密质管形利负重，松质网状构小梁，
骨髓造血松质中，红骨髓具造血功。

表 5-6　长骨的结构

分部	基本结构
骨干（从外向内）	
骨外膜	外层较厚，为致密结缔组织；内层较薄，为疏松结缔组织，富含血管、神经和骨祖细胞
外环骨板	较厚，由多层骨板组成
骨单位（哈弗斯系统）	位于内、外环骨板之间，由多层同心圆排列的骨单位骨板围绕中央管构成
间骨板	位于骨单位之间或骨单位与环骨板之间的平行骨板
内环骨板	较薄，由数层骨板组成
骨内膜	由一层扁平骨祖细胞和少量结缔组织构成
骨髓腔	有骨髓充填其中
骨骺	主要由松质骨构成，其表面有薄层密质骨，与骨干的密质骨相连续
关节软骨	位于骨骺的关节面，由透明软骨组成

软骨与骨的比较

软骨基质无钙化，胶原纤维有两型，不含血管和神经，生长方式有两种。
修复能力比较低，有丝分裂可进行。细胞之间无连接，不受维生素影响。
骨的基质有钙化，胶原纤维仅Ⅰ型，含有血管和神经，外加生长是方式，
修复能力比较强，有丝分裂多数无，骨细胞间有连接，接受维生素影响。

表 5-7 软骨与骨的比较

	软骨	骨
基质	硫酸软骨素、硫酸角质素、软骨粘连蛋白、软骨钙蛋白，无钙化，高度水合（75%）	硫酸软骨素、硫酸角质素、骨粘连蛋白、骨钙蛋白、骨膜孔蛋白、羟基磷灰石、柠檬酸盐、碳酸氢盐，低度水合（7%）
纤维	Ⅰ型胶原（纤维软骨） Ⅱ型胶原（透明与弹性软骨）	Ⅰ型胶原（提供张力）
血管	无血管，营养经渗透供给	血管丰富
神经	无	有
生长方式	间质生长和外加生长	仅有外加生长
修复能力	低	高
有丝分裂	软骨原细胞有 成软骨细胞有 软骨细胞有	骨原细胞有 成骨细胞无 骨细胞无
细胞间连接	软骨细胞间无连接	破骨细胞无连接 骨细胞间有缝隙连接
激素影响	T_3、T_4、睾酮、GH、可的松，氢化可的松、雌二醇	PTH、1,25-$(OH)_2$-D_3、雄激素、T_3、T_4、可的松
维生素影响		维生素 D、C、A

注释：T_3 为三碘甲状腺原氨酸，T_4 为四碘甲状腺原氨酸，GH 为生长激素，PTH 为甲状旁腺素。

三、骨发生

骨组织发生的过程

骨祖细胞是源头，不断增殖和分化，成骨细胞来生成，然后转为骨细胞。
成骨C泌类骨质，不断钙化成骨质。骨质溶解和吸收，破骨细胞来执行，
骨质形成和吸收，同时存在处平衡。

表 5-8　骨组织发生的基本过程

基本过程	说明
骨组织的形成	骨祖细胞增殖、分化→成骨细胞→分泌类骨质→成骨细胞被类骨质包埋→骨细胞→类骨质钙化为骨质→骨组织形成
骨组织的吸收	①由破骨细胞执行此活动 ②骨组织的形成和吸收同时存在，处于动态平衡

成骨的方式

成骨方式有两种，部位不同方式异，膜内成骨是其一，二为软骨内成骨。

表 5-9　两种成骨方式之比较

	膜内成骨	软骨内成骨
形成的骨骼	额骨、顶骨、枕骨、颞骨、锁骨等扁骨和不规则骨	四肢骨、躯干骨等长骨和部分颅底骨
成骨的基本过程	①间充质细胞分裂、增生形成膜状 ②分化形成骨祖细胞 ③分化为成骨细胞 ④成骨细胞分泌纤维和有机质（类骨质） ⑤成骨细胞被类骨质包埋变为骨细胞，大量骨盐沉积形成骨质	①软骨雏形形成（间充质细胞分化为骨祖细胞，进而分化为成软骨细胞，形成透明软骨——长骨雏形） ②骨领形成（骨祖细胞分化为成骨细胞，分泌类骨质形成骨领） ③初级骨化中心及骨髓腔形成（软骨内骨化） ④次级骨化中心（骨干两端形成骨骺和骺板） ⑤骨的生长和改建（骺板是长骨增长的基础，软骨周骨化使骨干增粗）

长骨的进一步生长

长骨生长两方面，不断加长和增粗。

表 5-10　长骨的进一步生长

生长方式	生长过程
加长	通过骺板不断生长并替换成骨组织
增粗	①骨外膜中骨祖细胞分化为成骨细胞，在骨干表面添加骨组织，使骨干变粗 ②骨干内表面的破骨细胞吸收骨小梁，使骨髓腔横向扩大

长骨加长的分区

长骨加长分四区，储备区与增生区，钙化区与成骨区，各区细胞不相同。

表 5-11 长骨加长的分区和细胞特点

分区	细胞			基质
	主要细胞	细胞形态	细胞功能状态	
软骨储备区	软骨细胞	小，圆形或椭圆形，单个分布	静止	弱嗜碱性
软骨增生区	软骨细胞	扁平形，同源细胞群单行排列，形成软骨细胞柱	增殖活跃	嗜碱性增强
软骨钙化区	软骨细胞	变大、变圆	成熟，逐渐凋亡	钙化，强嗜碱性
成骨区	成骨细胞	单层矮柱状或立方形，胞质嗜碱性	活跃，不断产生骨组织，形成过渡型骨小梁	嗜酸性
	破骨细胞	多核巨细胞	活跃，不断溶解、吸收骨组织，使骨髓腔扩大	

滑膜关节的基本构造

滑膜关节面囊腔，面戴软骨韧又光，纤维滑膜两层囊，腔内负压求稳当。

表 5-12 滑膜关节的基本构造

名称	结构
关节面	覆盖在关节软骨的骨面
关节囊	由纤维膜（外膜）和滑膜（内膜）构成
关节腔	由关节软骨和关节囊滑膜围成的腔隙，内有少量滑液，腔内呈负压

表 5-13 关节的基本结构

基本结构	结构要点
关节软骨	为深层透明软骨，由软骨细胞和软骨基质组成
关节囊	分内外两层：外层为致密结缔组织，内层较疏松，称为滑膜
滑液	关节囊内的液体，含大量水、少量透明质酸和黏蛋白，由滑膜中的滑膜细胞分泌

第六章　肌 组 织

一、肌组织的组成及分类

肌细胞主肌组织，胞中肌丝能收缩，少量结缔和血管，还有神经来支配。
人体肌肉分三种，骨骼平滑和心肌。

表 6-1　肌组织的组成及分类

项目	内容
肌组织的组成	
肌细胞（肌纤维）	由肌膜和肌浆（肌质）组成。肌浆中含有肌丝，与细胞长轴平行排列，是肌纤维舒缩的主要物质基础
其他结构	少量结缔组织、血管及神经
肌细胞的分类	
骨骼肌	随意肌、横纹肌，受躯体运动神经支配
心肌	不随意肌、横纹肌，受自主神经支配
平滑肌	不随意肌，受自主神经支配

二、骨骼肌

骨骼肌细胞（骨骼肌纤维）的结构

光镜之下看特点，骨骼肌纤长又圆。胞核量多扁椭圆，位于肌膜内表面；
胞质纵列原纤维，明暗相间带可见。明带暗带各齐对，形成横纹如画卷。

表 6-2　骨骼肌纤维内肌原纤维的光、电镜对应关系

光镜	电镜
明带（I 带）	只有细肌丝的区域
暗带（A 带）	凡是有粗肌丝的区域
H 带	只有粗肌丝的区域
H 带两侧的暗带	既有粗肌丝，又有细肌丝的区域

肌原纤维

肌原纤维电镜观，粗细两种肌丝含。肌丝排列有规律，形成两带明和暗。

肌节

半明一暗又半明，一个肌节被认定。明带只有细肌丝，暗带穿插粗和细。
肌节正中M线，两端连接于Z线。肌缩细丝向中滑，明带变窄暗处躲。

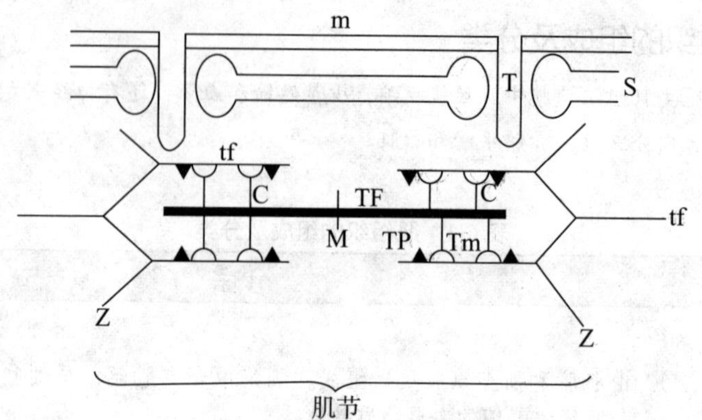

图 6-1；肌节结构示意图

m，肌膜；T，横管；S，肌浆网（纵管及终池）；M，M线；Z，Z线；TF，粗肌丝；C，横桥
tf，细肌丝；Tm，原肌球蛋白；TP，肌钙蛋白

表 6-3 肌节——骨骼肌细胞中与兴奋和收缩活动有关的结构与功能

结构	功能
肌膜	传导动作电位
肌管	
横小管	将动作电位传到细胞深处
三联体	感受横小管膜上的电信息，引起纵管终末池释放 Ca^{2+}，是兴奋 - 收缩耦联的关键部位
纵小管，终池	贮存、释放和回收 Ca^{2+}
肌丝	
细肌丝	
肌钙蛋白	能与 Ca^{2+} 结合并解除原肌球蛋白的位阻效应
原肌球蛋白	有位阻效应
肌动蛋白	细肌丝的主干，有与横桥结合的位点
粗肌丝	肌球蛋白头部具有ATP酶活性，当肌球蛋白头部与肌动蛋白接触时，ATP酶被激活，牵动细肌丝沿粗肌丝滑行
线粒体	提供能量

骨骼肌横小管

肌膜内陷横小管，明带暗带交界间；肌膜兴奋传胞内，各个肌节齐动员。

粗、细肌丝的结构

肌节中部粗肌丝，M 线将其来固定，肌球蛋白来组成，分为头杆两部分。
头部又称为横桥，能与细丝相结合，牵引细丝向中滑，肌节缩短即收缩。
Z 线发出细肌丝，肌动蛋白是组成，含有两种蛋白质，调节肌的舒与缩。

表 6-4 粗、细肌丝的结构特点

	位置	化学成分	
		组成	特点
粗肌丝	位于肌节中部，两端游离，中央固定于M线	肌球蛋白	分头和杆两部分，头部具有 ATP 酶活性
细肌丝	位于肌节两侧，一端附着于Z线，另一端游离于粗肌丝之间，止于H带外侧	肌动蛋白	有与肌球蛋白结合的位点
		原肌球蛋白	位于肌动蛋白螺旋中的沟内
		肌钙蛋白	呈球形，可与钙离子相结合

白肌与红肌

骨骼肌分白与红，结构功能有差异，白肌快速利短跑，红肌长跑有耐力。

表 6-5 颤搐型肌纤维（白肌）与紧张型肌纤维（红肌）之比较

	颤搐型肌纤维（快纤维）	紧张型肌纤维（慢纤维）
肌红蛋白含量	少或无	多
三酰甘油含量	多	少或无
糖原含量	多	较少
ATP 酶	多	少
厌氧性产能	多（糖原酵解能力强）	少
需氧性产能	少或无	多（氧化能力强）
毛细血管分布	少	多
收缩速度	快	慢
收缩持续时间	短	长
产生张力	大	小
引起完全强直收缩所需刺激频率	高	低
疲劳	容易	不容易
肌膜性质	电可兴奋	电不可兴奋
扩布性动作电位	可产生	不能产生
功能	与快时相动作有关	与持久的姿势维持有关

骨骼肌细胞收缩的过程

动作电位到横管，传到胞内三联管，触发终池释放钙，肌钙蛋白相结合，
原肌凝蛋白移位，细肌丝位点露出。横桥结合细胞丝，分解 ATP 放能，
牵引细丝称滑行，肌节缩短称收缩。

表 6-6 骨骼肌收缩的过程

时间顺序	过程
收缩的步骤	①肌膜动作电位沿横管传导到三联管 ②肌浆网终末池释放 Ca^{2+}，使胞质中 Ca^{2+} 浓度升高 ③ Ca^{2+} 与肌钙蛋白结合，解除原肌凝蛋白的位阻效应 ④粗、细肌丝之间形成横桥联结 ⑤横桥牵动细肌丝向粗肌丝的中心方向滑行，肌小节缩短
舒张的步骤	①没有动作电位传来时，Ca^{2+} 被泵入肌浆网 ② Ca^{2+} 与肌钙蛋白分离，原肌凝蛋白阻断粗、细肌丝的相互作用 ③细肌丝回位，肌小节延长，肌肉舒张

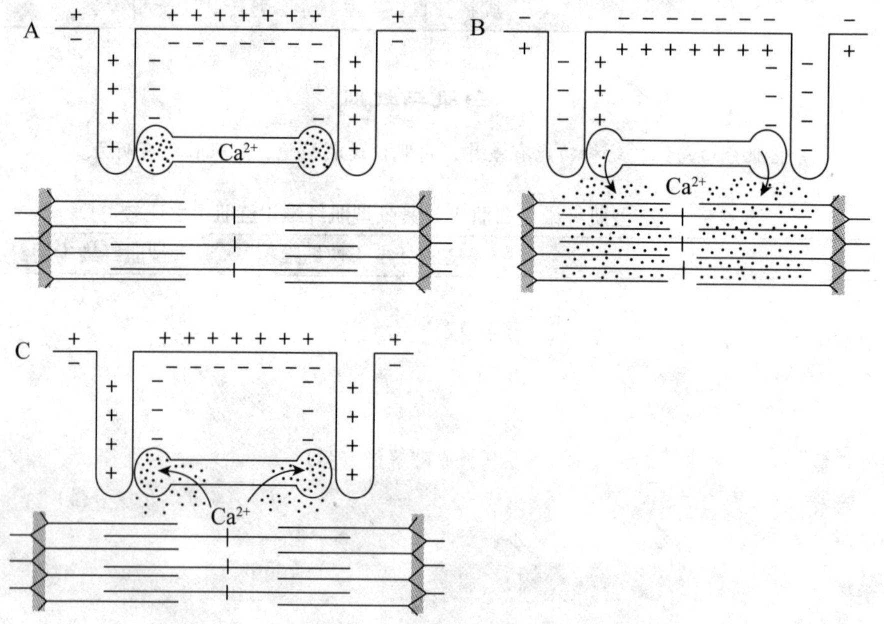

图 6-2 钙释放、回收与肌肉的收缩、弛缓

A. Ca^{2+} 释放前，肌小节处于弛缓（舒张）状态；B. Ca^{2+} 释放，肌小节缩短（收缩）；C. Ca^{2+} 回收入肌浆网；肌小节弛缓（舒张）。

表 6-7 收缩和舒张状态下肌肉的变化

	收缩	舒张
A 带	无变化	无变化
I 带	缩短	伸长
H 带	缩短	伸长
Z 线（肌节）	距离减少	距离增加
感受器		
肌梭	缩短	伸长
腱器官	距离减少	距离增加

三、心肌

心肌细胞的结构特点

心肌具有自律性，收缩缓慢而持久，结构类似骨骼肌，光镜结构有闰盘，肌网形成二联体，横纹显示不明显。

表 6-8 心肌细胞的结构特点

结构	结构特点
光镜结构	①心肌细胞为不规则的短圆粒状，有分支，互连成网 ②核 1 ~ 2 个，居中 ③有周期性横纹，肌原纤维位于周边，核周胞质染色浅，内含脂褐素 ④细胞以闰盘连接，呈深色阶梯状或横纹状
超微结构	心肌细胞有粗肌丝、细肌丝和肌节 ①肌原纤维粗细不等，其间线粒体丰富 ②横小管位于 Z 线水平 ③肌浆网稀疏，纵小管不发达，终池小而少，多形成二联体 ④闰盘横位部分有中间连接和桥粒，纵位部分有缝隙连接，有利于心肌活动同步化 ⑤肌质内有丰富的线粒体、糖泵，部分心房肌细胞中有分泌颗粒

四、平滑肌

平滑肌的结构特点

平滑肌称内脏肌，收缩阵发而持久，肌细胞呈长梭形，平行成束或成层，没有横纹一个核，核位中央长椭形，粗细肌丝聚一起，肌原纤维不形成。

表 6-9 平滑肌的结构特点

结构	结构特点
光镜结构	①细胞呈长梭形，大小和形状因所在部位和器官的功能状态而异 ②无横纹，胞质嗜酸性 ③单核，呈杆状或椭圆形
超微结构	①无肌原纤维，可见粗肌丝和细肌丝及中间丝，若干粗、细肌丝聚集形成收缩单位（肌丝滑动导致收缩） ②肌膜上有密斑，胞质内有密体，为细肌丝附着处 ③细胞间有发达的缝隙连接，使功能活动同步化

表 6-10 平滑肌纤维的超微结构及功能

结构	位置	特点	功能
密区或密斑	在平滑肌纤维膜的内面	电子密度高的区域	相当于骨骼肌纤维的Z膜，其上有肌丝附着
密体	在平滑肌细胞内	电子密度高的不规则小体	从密斑到密体之间有中间丝附着，为细胞内骨架
小凹	在密区之间	由肌膜内陷形成，与细胞外相通，并沿细胞的长轴排列成带状	相当于骨骼肌的横小管，可传递冲动
肌浆网	靠近小凹	不发达，呈泡状或管状	调节、控制肌质内 Ca^{2+} 的浓度

三种肌组织的比较

（1）

人体肌肉分三种，骨骼平滑和心肌。梭形单核平滑肌，短柱分支为心肌；
膜内多核长柱状，明暗横纹骨骼肌。骨骼肌，附骨面，运动表情随君意。
平滑肌，不由己，分布内脏血管壁，收缩缓慢而持久，自主神经来管理。
心肌收缩有自律，缓慢持久不停息，维持循环驱动力，搏动规则为心律。

（2）

梭形单核平滑肌，短柱分支为心肌，膜内多核长柱状，明暗横纹骨骼肌。

表 6-11 骨骼肌、心肌和平滑肌结构与功能之比较

	骨骼肌	心肌	平滑肌
分布	附着于骨骼	心脏及邻近心脏的大血管近端	血管壁及许多器官内
神经支配	脑、脊神经支配，随意肌，收缩有力，易疲劳	内脏神经支配，不随意肌，收缩持久，不易疲劳	内脏神经支配，不随意肌，收缩缓慢
形态	长圆柱形，无分支	短柱状，有分支吻合	梭形、无分支

续表

	骨骼肌	心肌	平滑肌
结构			
细胞核	多个，位于细胞周缘	1～2个，位于细胞中央	1个，位于细胞中央
带	A带和I带	A带和I带	无
Z线	有	有	无，有密体
T小管	有	有	无，有细胞膜凹陷
肌丝	排列规律，构成明显的肌原纤维	肌质和线粒体分隔成粗细不等的肌丝束	细肌丝围绕粗肌丝构成收缩单位，有中间丝
横纹	明显	有横纹，不及骨骼肌	无横纹
横小管	位于I、A带交界处	较粗，位于Z线水平	无横小管，仅有肌膜小凹
肌浆网	发达，具有三联体	稀疏，具有二联体	不发达
细胞间缝隙连接	无	有（闰盘）	有
其他钙离子结合蛋白	肌钙蛋白	肌钙蛋白	钙调蛋白
牵张感受器	有（肌梭等）	无	无
ATP酶含量	多	中等	少
再生	很少	无	多
功能特点			
动作电位持续时间	很短	长	较短
自动节律性	无	自律性组织有自律性	内脏平滑肌有自律性
强直性收缩	有	无	有

第七章　神经组织

神经组织的组成

神经组织两构成，神经细胞和胶质。细胞感受传信息，胶质营养护支持。

表 7-1　神经组织的组成

	神经细胞（神经元）	神经胶质细胞
数量	相对较少	占多数
结构	胞体：营养和代谢中心	中枢神经系统中有 4 种
	突起：轴突和树突	周围神经系统中有 2 种
功能	神经系统的结构和功能单位，能接受信息、整合信息和传导冲动	神经系统的辅助成分，对神经元起支持、营养、绝缘、保护和修复等功能

一、神经元

神经元的结构与功能

基本单位神经元，神经胞体与突起。神经元的细胞体，营养代谢是中心，
胞体长出树轴突，信息接受和传递；树突传入有多支，轴突传出仅一支。
胞体突起广联系，联系方式靠突触，突触联系由递质，传递信息动或感。

表 7-2　神经元的基本结构与功能

细胞分部	基本形态	结构特点	主要功能
细胞体	圆形、梭形、星形或锥体形	①尼氏体：呈斑块状，强嗜碱性，由粗面内质网和游离核糖体构成	合成蛋白质和神经递质及调质
		②神经原纤维：交织成网，银染呈棕黑色，由神经丝（中间丝）和微管构成	作为细胞骨架，并参与物质运输
树突	一至数个，树枝状，表面有小棘	内部结构和核周质相似	接受刺激
轴突	一个，长短不一，表面光滑，可有侧支和终末分支	起始处膨大称为轴丘，无尼氏体，有平行排列的神经原纤维，以及线粒体、小泡等	进行轴浆运输，传导神经冲动

树突与轴突的区别

神经C即神经元，胞体突起形万千。质含纤维嗜染质，核大连线形状圆；
突起又分轴和树，根据长短来分辨。

表 7-3　树突与轴突的区别

	树突	轴突
数量	一个或多个	只有一个
形态	短粗，树枝状	细长，均匀，有侧支
树突棘	有	无
尼氏体	有	无
轴丘	无	有，呈圆锥形
分支	多	少
嗜染性	有	无
细胞膜上受体	有，多	一般无
功能	接受刺激	传导神经冲动

神经元细胞器

（1）

神经胞体形态多，两种特有细胞器。一种名叫尼氏体，合成分泌蛋白质；
一种神经原纤维，营养支持和运输。还有一种脂褐素，溶酶体的残余体。

（2）

嗜碱物质尼氏体，属于粗面内质网；间有游离核糖体，合成蛋白是功能；
丝状神经元纤维，细胞骨架参运输；残余次级溶酶体，构成核周脂褐素。

表 7-4　神经元细胞器

细胞器	位置	结构		功能
		光镜	电镜	
尼氏体	神经元核周体和树突内	嗜碱性物质，多呈斑块状或颗粒状	由发达的、平行排列的粗面内质网及其间的游离核糖体组成	合成蛋白质
神经原纤维	神经元核周体内交织成网，并向树突和轴突延伸，可达突起的末梢部位	银染的切片标本可清晰地显示出呈棕黑色的丝状结构	由神经丝和神经微管聚集成束	构成神经元的细胞骨架，参与物质运输
脂褐素	常位于大型神经元核周体的一侧	呈棕黄色颗粒状，随年龄增长而增多	经电镜和组织化学证实为次级溶酶体形成的残余体	内容物为溶酶体消化时残留的物质，多为异物、脂滴或退变的细胞器

神经元的分类

神经细胞多突起，包括轴突和树突，树突一个或多个，轴突一般只一个。
神经元可分多类，突起功能递质分。多极双极假单极。轴突长短分两类。
按照功能分三种，感觉运动和联络。按照递质分多种，氨胺肽能胆碱能。

表 7-5 神经元的分类

分类方法	神经元类型	神经元特点
按神经元突起的数量分类	①多极神经元	有一个轴突和多个树突
	②双极神经元	有一个轴突和一个树突
	③假单极神经元	从胞体发出一个突起后呈T形分为两支，一支进入中枢神经系统，另一只分布到周围其他器官
按神经元轴突的长短分类	①高尔基Ⅰ型神经元	具有长轴突的大神经元
	②高尔基Ⅱ型神经元	具有长轴突的小神经元
按神经元的功能分类	①感觉神经元	接受体内、外刺激，并将信息传入中枢（多为假单极神经元）
	②运动神经元	将神经冲动传递给效应器（一般为多极神经元）
	③中间神经元	在神经元之间起信息加工和传递作用（主要为多极神经元）
按神经元释放的神经递质的化学性质分类	①胆碱能神经元	神经末梢释放乙酰胆碱
	②去甲肾上腺素能神经元	神经末梢释放去甲肾上腺素
	③胺能神经元	神经末梢释放多巴胺、组胺或5-羟色胺等
	④氨基酸能神经元	神经末梢释放γ-氨基丁酸、甘氨酸或酪氨酸等
	⑤肽能神经元	神经末梢释放肽类递质

二、突触

突触的结构与功能

突触结构传信息，化学突触电突触。电突触为缝隙连，化学突触最要紧。
前膜后膜和间隙，信息传递靠递质，前膜释放后膜受，受体具有特异性，
递质水解失活性，突触传递单向行。

化学突触的结构

化学突触分三部：突触前后与间隙。

表 7-6　化学突触的结构

结构分部	结构特点
突触前成分	①通常为神经元的轴突终末，呈球形膨大 ②光镜银染下呈棕黑色圆形颗粒，称为突触小体 ③突触小体内有线粒体、滑面内质网、微管、微丝及含有神经递质的突触小泡 ④突触前膜较厚，含电位门控通道，其胞质面附有致密物质，并有突入胞质的锥形致密突起，突起间有突触小泡
突触间隙	突触前膜与突触后膜之间的狭窄间隙，宽 15 ～ 30 nm
突触后成分	突触后膜较细胞膜厚，含有受体和化学门控通道

电突触

缝隙连接电突触，细胞之间有通道，信息传递速度快，无需递质双向传，

形成机能合胞体，同步活动有保障。

表 7-7　电突触与化学突触特征的比较

项目	电突触	化学突触
突触间隙超微结构	缝隙连接通道，窄，约 3.5nm	突触前膜、突触间隙和突触后膜，宽，30 ～ 50nm
细胞间质连续性	有	无（由突触间隙隔开）
传递因子	离子电流	神经递质
突触延搁	基本无	明显
传递方向	通常双向进行	单向进行

化学突触传递过程

兴奋传到突触前，钙内流入末梢内，递质释放到间隙，后膜受体相结合，

通道开放钠内流，突触后膜去极化，称为 EPSP[1]，总和达到阈电位，

轴突始段先兴奋，整个细胞都兴奋。

注释：[1] EPSP 为兴奋性突触后电位，IPSP 为抑制性突触后电位。

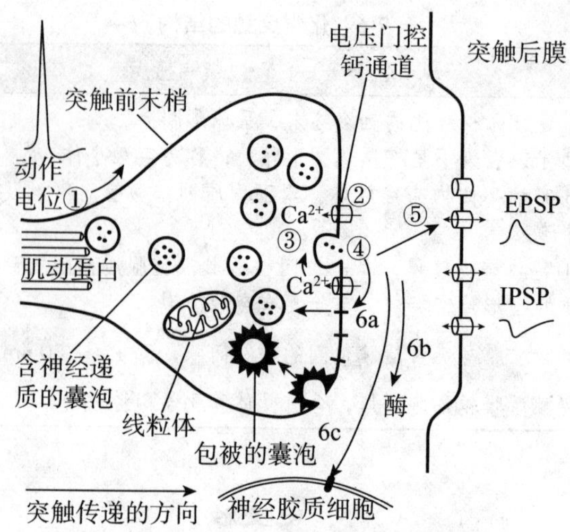

图 7-1　化学突触传递过程示意图

①动作电位传至轴突末梢；②打开电压门控 Ca^{2+} 通道，Ca^{2+} 进入轴突末梢内；③ Ca^{2+} 触发递质释放，递质量子式释放进入突触间隙；④ Ca^{2+} 扩散至突触后膜；⑤递质与突触后膜受体结合，打开离子通道，产生离子电流，突触后膜电位改变，产生突触后电位（EPSP 或 IPSP）；6a．部分递质被突触前膜再摄取；6b．部分递质被突触间隙有关酶分解失活；6c．部分递质被胶质细胞摄取

三、神经递质

神经递质的分类

神经递质有多种，胆碱胺类和肽类。氨基酸类嘌呤类，还有气体和脂类。

表 7-8　神经递质概况（供自学参考）

神经递质	特点
乙酰胆碱	受体为烟酸乙酰胆碱受体（nAChR），是神经递质调节的离子门控通道，允许 Na^+、K^+ 和 Cl^- 进出
肾上腺素	受体为 α_1、α_2、β_1、β_2 和 β_3 肾上腺素能受体，是与 G 蛋白结合的受体
去甲肾上腺素	①受体为 α_1、α_2、β_1、β_2 和 β_3 肾上腺素能受体，是与 G 蛋白结合的受体 ②交感神经节后神经元和 CNS（蓝斑）中的神经递质，在焦虑状态、惊恐和抑郁状态中发挥作用
多巴胺	①受体多为多巴胺 D_1 和 D_2 受体，是与 G 蛋白结合的受体 ②帕金森病时减少，精神分裂症时增加
5- 羟色胺	①受体为 5-HT 受体，是神经递质调节的离子门控通道，允许 Na^+ 和 K^+ 进出 ②脑干脊核的神经递质，此处的神经元投射到 CNS 各处

续表

神经递质	特点
γ- 氨基丁酸（GABA）	①受体为 $GABA_A$ 受体，是神经递质调节的离子门控通道，允许 Cl^- 进出 ②受体为 $GABA_B$ 受体，是与 G 蛋白结合的受体 ③ CNS 中主要的抑制性神经递质
甘氨酸	①受体为甘氨酸受体，是神经递质调节的离子门控通道，允许 Cl^- 进出 ②脊髓中主要的抑制性神经递质
谷氨酸	①受体为 N- 甲基 -D- 天冬氨酸（NMDA）受体、红藻氨酸盐受体，均为神经递质调节的离子门控通道，允许 Na^+、K^+ 和 Ca^{2+} 进出 ② CNS 中主要的兴奋性神经递质
鸦片肽	受体为与 G 蛋白结合的受体
神经多肽	受体为与 G 蛋白结合的受体

四、神经纤维和神经

神经纤维

长突包鞘成纤维，纤维可分有无髓。若干纤维组束干，结缔包裹利绝缘。
神经纤维有无髓，有髓轴鞘神经膜，表面形成朗飞结，兴奋传导跳跃式，
传导速度比较快；无髓只包神经膜，没有髓鞘朗飞结，连续传导比较慢。

表 7-9　有髓神经纤维和无髓神经纤维之比较

类别	髓鞘	神经膜	郎飞结	结间体	中枢神经系统	周围神经系统
有髓神经纤维	有	有	有	有	髓鞘薄，少突胶质细胞构成	髓鞘厚，由施万细胞构成
无髓神经纤维	无	有	无	无	无鞘膜	施万细胞相互纵向衔接

表 7-10　中枢和周围神经系统有髓纤维之比较

	周围神经系统有髓纤维	中枢神经系统有髓纤维
轴突	有	有
髓鞘	由施万细胞的细胞膜包卷轴突，形成多层膜状结构	由少突胶质细胞的细胞膜包卷轴突形成
郎飞结	有	无
髓鞘切迹	有	有
神经纤维外结构	有基膜包绕	无基膜包绕

表 7-11 中枢和周围神经系统无髓纤维之比较

	轴突的包裹细胞	一个细胞包绕轴突数量	髓鞘	郎飞结
周围神经系统	施万细胞	多个	无	无
中枢神经系统	无细胞包裹，裸露	无	无	无

神经纤维的轴浆运输

轴浆运输有顺逆，顺运递质到末梢，蛋白运输速度慢，逆向运输到胞体。

表 7-12 神经纤维的轴浆运输

	顺向快速轴浆运输	顺向慢速轴浆运输	逆向轴浆运输
流动方向	胞体→轴突末梢	胞体→轴突末梢	轴突末梢→胞体
流动速度	快（可达 410mm/d）	慢（1 ~ 12mm/d）	中速
运输的物质	含有递质的囊泡	胞体合成的蛋白质等	陈旧的细胞器、某些病毒形成的小泡等
运输的机制	与微管和微丝的功能有关	微管、微丝的运动	不详
意义	运输神经递质到末梢	运输蛋白质等营养物质到末梢，营养神经纤维	可能反馈控制胞体合成蛋白质，某些药物、毒物可逆流到胞体

五、神经末梢

神经末梢分两类，感觉末梢和运动。感觉游离核被囊，被囊末梢分三种。
触觉环层和肌梭，内运末梢呈膨体，躯运末梢是终板，终板结构似突触。

表 7-13 神经纤维末梢的分类及特点比较

分类	结构	分布	功能
感觉神经末梢			
游离神经末梢	有髓、无髓神经纤维终末分支	上皮细胞间、结缔组织内	主要感受冷、热、轻触和痛觉
有被囊的神经末梢			
触觉小体	卵圆形，长轴与皮肤表面垂直，内有扁平横列的细胞，神经末梢盘绕细胞间	皮肤的真皮乳头，以手指掌侧最多	感受触觉

续表

分类	结构	分布	功能
环层小体	卵圆形或圆形，神经末梢形成一条圆柱体位于中央，周围有多层同心圆排列的扁平细胞	皮下组织、腹膜、肠系膜、韧带、关节囊等	感受压觉、振动觉和张力觉等
肌梭	结缔组织被囊，内含若干条骨骼肌纤维，有感觉和运动神经末梢分布	骨骼肌内	本体感受器，感知骨骼肌的伸缩状态
运动神经末梢			
躯体运动神经末梢	运动神经元的长轴突终末，与骨骼肌细胞形成运动终板	骨骼肌细胞表面	引起骨骼肌收缩
内脏运动神经末梢	无髓神经末梢，常形成串珠样膨体，附着于肌纤维或腺细胞	心肌、平滑肌和腺体等	支配内脏运动和腺体分泌等

兴奋在神经 - 骨骼肌接头处的传递过程

前膜后膜与间隙，间隙充满胞外液，兴奋传导难进行，需要递质来传递。
兴奋传导到前膜，钙离子进入末梢，乙酰胆碱释间隙，与 N 受体相结合，
通道开放钠内流，终板电位刺激膜，肌膜去极达阈电，动作电位产肌膜。

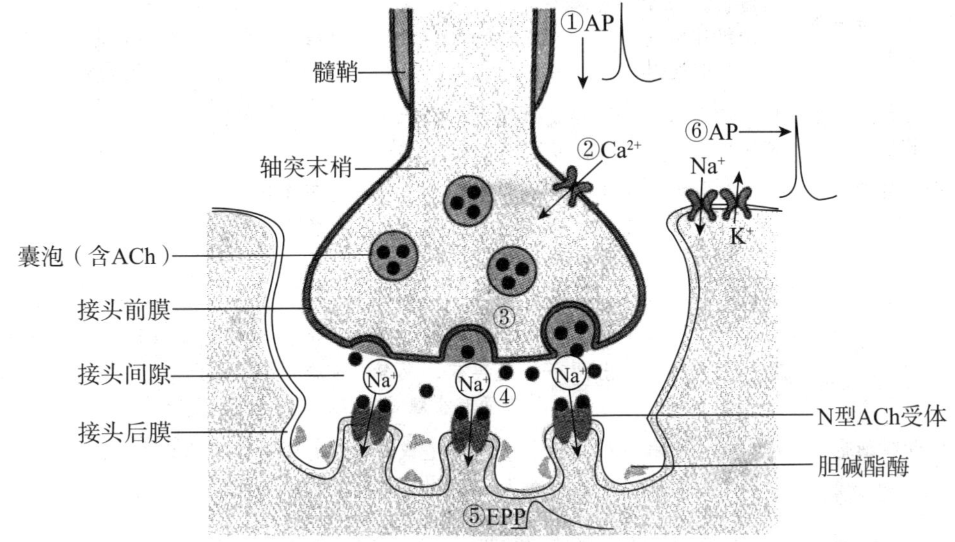

图 7-2　骨骼肌神经 – 肌肉接头的结构与化学传递过程示意图

AP，动作电位；EPP，终板电位

兴奋在神经 - 肌肉接头传递的步骤如下：①运动神经兴奋，动作电位传导到神经末梢；② Ca^{2+} 进入轴突末梢，促进末梢释放递质乙酰胆碱至接头间隙；③乙酰胆碱经过接头间隙，与终板膜上的 N_2 受体结合；④化学门控阳离子通道开放；⑤ Na^{2+} 内流量大于 K^+ 外流量，终板膜去极化而产生终板电位；⑥终板电位刺激肌膜产生动作电位

六、神经胶质细胞

胶质细胞多突起，部分轴突和树突。中枢胶质四细胞：星形少突小胶质，
还有室管膜细胞。周围胶质有两种：施万细胞囊细胞，支保绝缘和营养。

星形胶质细胞

胞体星状核大圆，突起末端称脚板。合成基质和因子，两种细胞灰白见[1]。

注释：[1] 原浆性星形胶质细胞和纤维性星形胶质细胞。

少突胶质细胞

胞体梨状核卵圆，突起末端似叶片。叶片形成是髓鞘，包裹轴索同心圆。

施万细胞

周围胶质有施万，细胞形状似薄片。细胞全身铸髓鞘，包裹轴索同心圆。

表 7-14 神经胶质的比较

神经胶质	位置	形态	功能
中枢神经系统			
星形胶质			
原浆性星形胶质	灰质内，位于神经细胞体及其突起的周围	突起不规则，分支多而短曲，表面不光滑	①参与构成血 - 脑屏障 ②维持神经细胞微环境的稳定； ③当中枢神经系统损伤时，以形成胶质瘢痕形式进行修复
纤维性星形胶质	白质内，位于神经纤维之间	突起呈放射状，细长而直，分支少，表面光滑	
少突胶质	灰质及白质内	胞体较小，呈圆形或椭圆形，突起少，核呈圆形或椭圆形，染色稍深	①形成髓鞘 ②营养和保护作用
小胶质	灰质及白质内	胞体较小，呈长椭圆形，常以胞体长轴的两端伸出两个较长突起，反复分支，其表面有小棘	①具有变形运动和吞噬功能 ②中枢神经系统中神经胶质的干细胞
室管膜细胞	覆盖在脑室和脊髓中央管壁	细胞表面有微绒毛或纤毛，细胞基部发出细长突起伸向脑及脊髓深层	具有保护和支持作用
周围神经系统			
施万细胞（神经膜细胞）	包绕在神经纤维轴突的周围	髓鞘和神经膜	①形成髓鞘 ②在神经纤维的再生中起诱导作用
卫星细胞（被囊细胞）	包绕在神经节细胞周围	扁平形，核圆形，染色较深	具有营养和保护神经节细胞的功能

神经胶质细胞的生理作用

胶质细胞多突起，不分轴突和树突。中枢胶质四细胞，星形少突小胶质，另有室管膜细胞。周围胶质细胞两，施万细胞囊细胞，支保绝缘和营养。神经细胞似红花，胶质细胞绿叶扶。

表 7-15 神经胶质的作用

作用	说明
支持作用	将各种神经成分粘在一起
隔离与绝缘作用	参与构成髓鞘，调节神经元外 K^+ 浓度，防止神经冲动传导时电流的扩散
转运代谢物质	分配营养物质给神经元，是神经元与毛细血管之间进行物质交换的媒介
修复及再生	神经胶质保持有生长和分裂的能力，可填补死亡神经元所遗留的空隙
防御功能	参与构成血 脑屏障，有吞噬能力，能清除病变或异物
摄取神经递质	有些神经胶质能摄回某些神经递质（如 GABA）
分泌功能	有些神经胶质可分泌神经递质
促进神经系统发育	为神经元的发育和结构提供基本支架，使神经元沿着神经胶质突起的方向迁移到既定的“定居”部位

第八章　神经系统

一、神经系统的组成

分为中枢和周围，中枢包含脑脊髓。周围脑神和脊神，亦分躯神和内神。

- 神经系统
  - 中枢神经系统
    - 脑
      - 灰质（皮质）：位于表层，神经元胞体集中的区域
      - 白质：位于深层，由大量神经纤维构成，含神经核团
    - 脊髓
      - 灰质：位于中央，神经元胞体集中的区域
      - 白质：位于周边，由大量神经纤维组成
  - 周围神经系统
    - 神经节：脑神经节、脊神经节、自主神经节
    - 神经：脑神经、脊神经、自主神经（内脏神经）
    - 神经末梢：感觉和运动神经末梢

图 8-1　神经系统的组成示意图

二、大脑皮质

中枢神经系统灰白质分布

大小脑，穿皮衣，皮外髓内很高级。长脊髓，仅穿衣，外白内灰管传递。

大脑皮质神经细胞的种类

（1）

皮质神经种类多，高尔基分两大类，Ⅰ型锥体和梭形，其余均属第Ⅱ型。

（2）

大脑皮质神经元，细胞类型有多种，锥体颗粒和梭形，颗粒C又分四种。

表 8-1 大脑皮质神经元的种类

分类	神经元	功能
高尔基Ⅰ型神经元	大型锥体细胞 中型锥体细胞 梭形细胞	三类细胞轴突： 投射纤维→脑干或脊髓 联络纤维→同侧皮质 连合纤维→对侧皮质
高尔基Ⅱ型神经元	星形细胞（颗粒细胞） 水平细胞 篮状细胞 上行轴突细胞	这类神经元均属中间神经元，具有接收、整合和传递信息的作用，发出纤维到达高尔基Ⅰ型神经元

表 8-2　大脑皮质三种神经元的结构特点和功能

	锥体细胞	颗粒细胞	梭形细胞
数量	较多	最多	较少
分类	分大、中、小三型	星形细胞、水平细胞、篮状细胞、上行轴突细胞	
胞体	锥形，大小不等	颗粒状，较小	梭形，大小不等
轴突	长轴突组成投射纤维，或联络、连合纤维	轴突较短，终止于附近的锥体细胞或梭形细胞	轴突组成投射纤维，或联络、连合纤维
主要分布	大脑皮质第 2 ～ 6 层，其中第 3 ～ 5 层最多	大脑皮质第 1 ～ 4 层	大脑皮质第 6 层
功能	大、中锥体细胞为投射神经元，把皮质局部区域形成的信息传递出去；小锥体细胞为中间神经元，参与构成皮质内信息传递的复杂神经环路	中间神经元，构成皮质内信息传递的复杂神经环路	投射神经元，把皮质局部区域形成的信息传递出去

大脑皮质分层

皮质六层不好认，分子孤独在外层。颗粒锥体双双站，外外内内岔开行。

梭形锥形加上行，成分复杂是多形。

表 8-3　大脑皮质的层次结构与功能

大脑皮质	说明
分层（由外向内）	
分子层	①位于大脑皮质最表面 ②神经元少，主要是水平细胞和星形细胞 ③含有与皮质表面平行的神经纤维
外颗粒层	①星形细胞和少量小型锥体细胞（pyramidal cell） ②锥体细胞顶树突伸至皮质表面，基树突水平走行 ③星形细胞多数轴突短，与邻近锥体细胞形成突触；少数较长轴突上行到皮质表面，与锥体细胞顶树突或水平细胞相联系
外锥体细胞层	①主要是中、小型锥体细胞，中型占多数 ②顶树突延伸至分子层，轴突组成联络纤维和连合纤维
内颗粒层	细胞密集，多为星形细胞
内锥体细胞层	①主要由大、中型锥体细胞组成 ②中央前回运动区，在此层有 Betz 细胞（巨大锥体细胞） ③顶树突伸至分子层，轴突组成投射纤维

续表

大脑皮质	说明
多形细胞层	①以梭形细胞为主，以及锥体细胞和上行轴突细胞 ②梭形细胞的树突从细胞体上下两端发出，分别伸至皮质表层和皮质深层；轴突起自下端树突主干根部，进入白质组成投射纤维、联络纤维或连合纤维
功能	①第 1 ~ 4 层主要接受下丘脑传来的特异性纤维和联络神经冲动 ②第 5 ~ 6 层主要发出传出冲动，分为联合纤维和投射纤维 ③第 2 ~ 4 层中的颗粒细胞是皮质的中间元，构成皮质内信息传递局部神经微环路，与各层细胞相互联系，分析、整合和储存信息

三、小脑皮质

小脑皮质的结构

小脑皮质分三层，从外到内要记清。分子下面浦肯野，密密麻麻颗粒层。

表 8-4　小脑皮质的结构

分层	一般特点	含神经元种类
分子层	此层较厚，神经元小而少，突起较短	星形细胞、篮状细胞
浦肯野细胞层	一层，是最大的神经元	浦肯野细胞
颗粒层	细胞密集，神经元小而圆	颗粒细胞、高尔基细胞

小脑皮质神经元的类型

小脑皮质神经元，细胞类型有五种：颗粒星形浦肯野，还有篮状高尔基。

表 8-5　小脑皮质五种神经元的结构特点和功能比较

名称	浦肯野细胞	颗粒细胞	星形细胞	篮状细胞	高尔基细胞
胞体	大，梨形	小而圆	小	较大	大
树突	顶端发出数条主树突伸向分子层，并不断分支呈密集扇形分布，其上有许多树突棘	有 4 ~ 5 个短树突，末端分支如爪状	树突较多	多个树突	树突分支多，并进入分子层与平行纤维接触

续表

名称	浦肯野细胞	颗粒细胞	星形细胞	篮状细胞	高尔基细胞
轴突	轴突自底部发出，组成传出纤维，进入小脑白质	轴突入分子层后呈T形分支，形成平行纤维	轴突较短，与浦肯野细胞的树突形成突触	轴突长，末端呈网状包裹浦肯野细胞胞体，与之形成突触	在颗粒层分支茂密，与颗粒细胞的树突形成突触
功能	传出神经元，把小脑皮质产生的信息传递出去	兴奋性中间神经元，兴奋浦肯野细胞	抑制性中间神经元，抑制浦肯野细胞		

小脑浦肯野细胞的结构

浦肯野，鸭梨形，体积最大在中层。两三主树在胞顶，繁密分支如扇形。

一根轴突长又细，胞底发出穿粒层，离开皮质进髓质，到了核团不再行。

小脑皮质的传入神经纤维

传入纤维有三种：攀缘苔藓去甲肾。攀缘苔藓能兴奋，去甲肾则能抑制。

表 8-6 小脑皮质内三种传入神经纤维的比较

分类	攀缘纤维	苔藓纤维	去甲肾上腺素能纤维
起源	延髓的下橄榄核	脊髓和脑干的核群	脑干的蓝斑核
与小脑皮质的联系	与浦肯野细胞形成突触	与颗粒细胞、高尔基细胞形成突触	与浦肯野细胞形成突触
功能	兴奋性纤维，直接强烈地兴奋单个浦肯野细胞	兴奋性纤维，通过颗粒细胞的平行纤维间接兴奋浦肯野细胞	抑制性纤维，抑制浦肯野细胞

四、脊髓

脊髓的结构概况

脊髓结构两部分，中央灰质周围白，纵切灰质三根柱，横切灰质似蝶形。

前角运动后角感，后角核团属联络，中间侧角属自主，胸一腰三骶二四，

侧角交感副交感，脊髓灰质前角中，运动细胞分两种，体积大小不相等，

功能完全不相同，大者支配骨骼肌，运动躯干与四肢，小者调节肌张力。

颈腰膨大分两群，内群支配躯干颈，外群支配四肢肌，后者仅见膨大处。

白质位于外围层，纤维成束上下行。根据表面沟和裂，前后侧索巧划分。

脊髓灰质

灰质似蝶神经元，前角运动后中间，胸 1 ~腰 3、骶 2 ~骶 4，侧角交感副交感。

表 8-7 脊髓灰质的基本结构

分部	主要神经元	神经元作用
前角	①α 运动神经元：胞体大，轴突较粗	其轴突末梢支配骨骼肌（梭外肌纤维）
	②γ 运动神经元：胞体较小，轴突较细	其轴突末梢支配肌梭的梭内肌
	③闰绍细胞：胞体小，短轴突与 α 运动神经元形成突触联系	抑制 α 运动神经元的活动
侧角	含内脏运动神经元	
	①胸腰段（T_1 ~ L_3）：含交感神经的节前神经元	其轴突终止于交感神经节
	②骶段（$S_{2\sim4}$）：含副交感神经的节前神经元	其轴突支配盆腔内脏器官组织的活动
后角	①束细胞：轴突长	其轴突在白质内形成各种上行纤维束，至脑干、小脑和丘脑
	②中间神经元：轴突长短不一，但都不离开脊髓	在局部起联络作用

注释：脊髓白质位于脊髓的周边，主要为上行和下行的神经束，多为有髓神经纤维。

五、神经节

神经节的类型

神经胞体在外周，聚集形成神经节。根据位置分三类，脑脊自主神经节 [1]。

注释：[1] 神经节分为脑神经节、脊神经节和自主神经节三类。

表 8-8 脊神经节与自主神经节的比较

	脊神经节	自主神经节
位置	脊髓两侧，脊神经背根上的膨大	脊柱两旁或前方，器官附近或内部
神经元性质	感觉神经元	多极运动神经元
神经元类型	假单极神经元	多极运动神经元
神经元胞体	呈圆形或椭圆形，大小不等，胞核位于胞体中央，核仁明显，尼氏体细小分散	大小相近，散在分布，胞核常偏于一侧，有的有双核，尼氏体呈颗粒状均匀分布
突起	呈 T 形，一支走向中枢，另一支为周围突，分布于周围组织的感觉神经末梢	节后纤维支配心肌、平滑肌或腺体，即内脏运动神经末梢
神经纤维	有髓纤维为主	无髓纤维为主
卫星细胞	多	少
功能	躯体感觉	支配内脏运动

脑脊膜

脑脊被膜硬蛛软，硬膜外隙邻椎管，脊神经根穿外隙，硬膜外麻根阻断。

蛛膜下隙脑脊液，室表窦去液循环。

表 8-9　脑脊膜的结构

结构层次（由外向内）	结构要点	腔隙
硬膜	致密结缔组织，厚而坚韧，内表面衬有间皮	与蛛网膜之间的狭窄间隙为硬膜下隙，含少量液体
蛛网膜	纤细的结缔组织，形成小梁与软膜相连，内外表面衬有间皮	与软脑膜之间的宽大腔隙为蛛网膜下隙，含脑脊液
软膜	覆盖在脑和脊髓表面的薄层结缔组织，血管丰富	软膜与血管伸入脑内，软膜与血管之间有血管周隙，也含脑脊液

血 - 脑屏障

中枢神经系统中，毛细血管处处通。管内血液脑组织，薄层结构障其中。

选择通透为特长，结构基础含四样：内皮基膜胶质膜，紧密连接内皮镶。

血 - 脑屏障被命名，环境稳态有保障。

表 8-10　血 - 脑屏障的组成及功能

组成	结构特点	功能
毛细血管内皮细胞	含吞饮小泡少，含线粒体多，含物质转运酶多，细胞间有紧密连接	血 - 脑屏障通过内皮细胞的高度选择通透性，防止血液中有害物质进入脑内，维持神经系统内环境稳定
基膜	基膜较完整	
神经胶质细胞突起	神经胶质细胞的突起构成脚板，包绕毛细血管的面积达 85% 以上	

脑脊液循环

（1）

侧脑室到室间孔，流入第三脑室中。中脑水管是要冲，三四脑室它沟通。

经由侧孔正中孔，流入蛛网下腔中，蛛网膜粒回吸收，最后回到静脉中。

（2）

脉络丛生液入室，侧三四室入小池，蛛膜下隙环脑脊，借蛛膜粒回上矢。

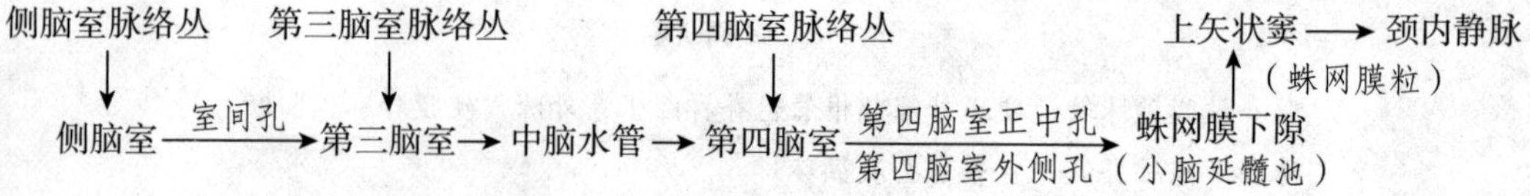

侧脑室脉络丛　　第三脑室脉络丛　　　第四脑室脉络丛　　　　上矢状窦 ⟶ 颈内静脉

↓　　　　　　　　↓　　　　　　　　　↓　　　　　　　　　↑（蛛网膜粒）

侧脑室 —室间孔→ 第三脑室 → 中脑水管 → 第四脑室 —第四脑室正中孔 / 第四脑室外侧孔→ 蛛网膜下隙（小脑延髓池）

图 8-2　脑脊液循环

第九章　眼 和 耳

一、眼

眼壁结构

眼球位于眶前部，后借神经连间脑。眼壁结构分三层，纤维血管视网膜。纤维膜，角巩膜，虹膜睫状脉络膜。视网膜，分两层，色素上皮神经部，感光均在网视部，视锥强光能辨色，视杆细胞感弱光，双极细胞联络官。

表 9-1　眼球的结构与功能

结构		功能
眼球壁		
纤维膜	角膜（前 1/6）	屈光作用
	巩膜（后 5/6）	保护、营养作用
血管膜	虹膜（中央为瞳孔）	调节瞳孔大小
	睫状体	调节晶状体曲度
	脉络膜	营养作用
视网膜		感光换能作用
眼内容物		
晶状体、玻璃体		屈光作用
房水		营养作用、屈光作用、保持一定的眼内压
附属器官		
眼睑		对眼球起遮盖、保护和运动等作用
眼外肌		
泪器		

眼球内容

眼球内容三部分，房水晶状玻璃体，都无血管色透明，角膜房水晶状玻，视远晶薄小带紧，看近晶厚睫肌缩。房水源于睫状体，后房瞳孔前房通。

角膜分层

眼的角膜分五层，角膜上皮复扁平，前后界间基质层，角膜内皮为单扁，角膜本身无血管，神经末梢很丰富。

表 9-2 角膜分层

分层	特点
角膜上皮	角膜的前面（接触空气），为复层扁平上皮（未角化的），含丰富的游离神经末梢，感觉敏锐
前界层	无细胞的薄层结构，含基质和胶原纤维
角膜基质	角膜中最厚的一层，含多层与表面平行的胶原板层，无血管，透明
后界层	由角膜内皮分泌物形成，结构类似前界层
角膜内皮	角膜的后面（接触房水），参与后界层的形成与更新，为单层扁平或立方上皮

眼球壁血管膜的结构

虹膜前后有三层，前缘基质和上皮。睫状体由三层构，肌层血管连上皮。血管膜富含血管，色素细胞亦不少。

表 9-3 眼球壁血管膜的结构

结构	说明
虹膜 （中央为瞳孔）	前缘层：不连续的成纤维细胞和色素细胞 基质：富含血管和色素细胞的疏松结缔组织，含瞳孔括约肌 上皮：前层为肌上皮细胞，称为瞳孔开大肌；后层为色素上皮，立方或柱状
睫状体	睫状肌：由纵向、放射状和环状排列的平滑肌组成 睫状基质：富含血管和色素细胞的疏松结缔组织 睫状体上皮：外层为色素上皮，内层为非色素上皮
脉络膜	富含血管和色素细胞的疏松结缔组织，与视网膜相贴的最内层为玻璃膜

晶状体

双凸透镜晶状体，富有弹性调焦距。晶体薄厚看远近，调节动力睫状肌。

虹膜

中层膜为血管膜，血管色素细胞多。虹膜中央有瞳孔，交感开大副交缩。

虹膜平滑肌与睫状肌

虹膜内肌两平滑，副括约与交开大。睫肌收缩突向内，带松晶体曲度加。

睫状体

中膜肥厚睫状体，富含血管平滑肌。产生房水维眼压，肌肉舒缩调焦距。

表 9-4 睫状体的结构

睫状体	说明
睫状体肌	由3种不同排列方向的平滑肌组成
基质	富含血管和色素细胞的疏松结缔组织
睫状上皮层	由两层细胞组成，深层细胞为色素上皮细胞，表层为立方形非色素上皮细胞，具有分泌房水、形成玻璃体和睫状小带的功能

玻璃体

玻璃体为胶状物，表面被覆玻体膜，充填晶体网膜间，支撑网膜和屈光，
玻体混浊降视力，支撑减弱网膜脱。

视网膜的结构与作用

视网膜，外内瞧，色视双极节细胞。色素细胞在外层，营养保护视细胞。
感光细胞有两种，视锥细胞和视杆；视锥强光能辨色，视杆细胞感弱光。
双极细胞联络官，传导兴奋节细胞。神经胶质米勒C，营养绝缘和保护。

表 9-5 视网膜的主要结构及作用

部位	结构	生理作用
色素上皮层	单层立方上皮，细胞中含有色素颗粒和吞噬体	营养、保护视细胞，储存维生素A
视细胞层	视杆细胞、视锥细胞	感受光线
双极细胞层	双极细胞 水平细胞、无长突细胞和网间细胞	连接视细胞和节细胞的纵向中间神经元 与其他细胞存在广泛的突触联系，构成局部环路，参与视觉信号的传导和调控
节细胞层	长轴突的多极神经元细胞	树突与双极细胞形成突触，轴突构成视神经
神经胶质（米勒细胞）	细胞细长，突起末端常膨大分叉	营养、支持、绝缘和保护等作用

表 9-6 视网膜黄斑的结构特点

结构特点	意义
中央有一凹陷	称为中央凹
中央凹处只有视锥细胞	不含视杆细胞，但含色素上皮细胞
视锥细胞与双极细胞和节细胞形成一对一的光传导路	形成精细感觉的结构基础
节细胞、双极细胞斜向两侧	光线能直接刺激视锥细胞，故此处是视觉最敏感的部位

感光细胞的分布及功能

视锥细胞呈锥形，密集分布中央凹，含有三种感光素，神经联系单线式，
对光不敏司明觉，视敏度高视物清。颜色分辨能力强，功能缺陷患色盲。
视杆细胞长杆状，主要分布周边部，只含一种视紫质，神经联系聚合式。
对光敏感管暗视，视敏度低难辨详，对色分辨比较差，缺A易患夜盲症。

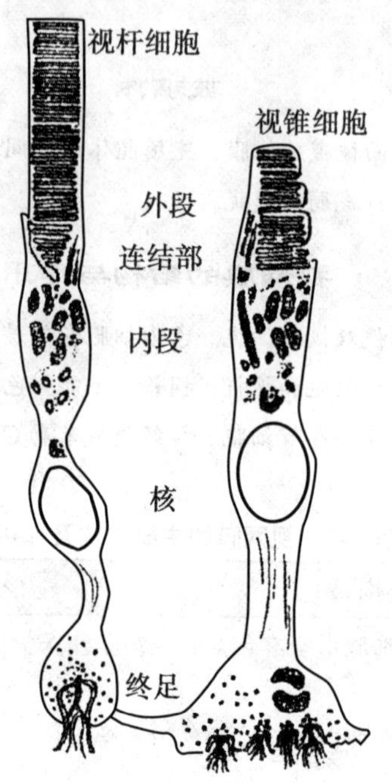

图 9-1　哺乳动物光感受细胞模式图

表 9-7　视锥细胞与视杆细胞之比较

项目	视锥细胞	视杆细胞
分布	视网膜中央部	视网膜周围部
细胞形态	粗壮，外突呈圆锥状	细长，外突呈杆状
膜盘	多数不与质膜脱离	多数形成独立的膜盘
感光色物质	视色素（红、绿和蓝敏色素）	视紫红质
主司视觉	明视觉	暗视觉
对光敏感性	强光和颜色	弱光
相关疾病	色盲	维生素A不足时引起夜盲症

房水的生成及作用

房水来自睫状突，后房前房必经路；前房角入静脉窦，稳压折光养眼球。

表 9-8　房水的生成及作用

房水的产生与排出途径	生理作用
睫状体的血液渗出和非色素上皮细胞分泌 ↓ 眼后房 ↓（瞳孔） 眼前房 ↓（前房角） 巩膜静脉窦 ↓ 睫状前静脉	①具有屈光作用 ②维持眼压 ③营养角膜和晶状体 ④房水的产生和回流保持动态平衡，回流受阻→眼压升高→视力受损→青光眼

眼折光系统的组成

眼的功能有两样，折光成像和感光。折光系统四成分，角膜房水晶与玻。

表 9-9　眼折光系统的组成及结构

组成	结构要点
角膜	呈圆盘状，略向前突出，无色透明而有弹性，无血管和色素。前界层和后界层是透明的均质膜，无细胞；角膜基质由大量与表面平行的胶原板层构成，胶原板层内的许多胶原纤维互相平行排列。基质充填在各层之间能保持水分
房水	无色透明液体，含极少蛋白质
晶状体	圆形双凸的透明体，内无血管和神经，有弹性，借睫状小带悬于睫状体，位于虹膜和玻璃体之间。睫状肌通过睫状小带调节晶状体的曲度
玻璃体	无色透明的胶状体，含有 99% 的水，无血管，含少量成纤维细胞和透明细胞，表面被覆玻璃体膜

眼视近物时的调节

角膜房水晶状玻，组成眼的折光系，远物成像视网膜，不需调节能看清。
近物成像网膜后，经过调节始看清。睫状肌缩环变小，晶韧带松晶体凸，
焦距缩短像前移，刚好成像视网膜，瞳孔缩小光亮减，球面像差色像差，
均能减少视物清，两眼会聚向中线，左右物像相一致，复视通常不发生。

表 9-10 视近调节的三重反应（概况）

	变化	机制	神经支配
晶状体曲率	增加	睫状肌收缩	副交感纤维（动眼神经）
瞳孔	缩小	瞳孔括约肌收缩	副交感纤维（动眼神经）
视轴	会聚	眼内直肌收缩	躯体运动神经纤维

视觉传导通路

双极细胞节细胞，鼻侧交叉颞不交，视束间脑外膝体，辐射内囊到枕叶。

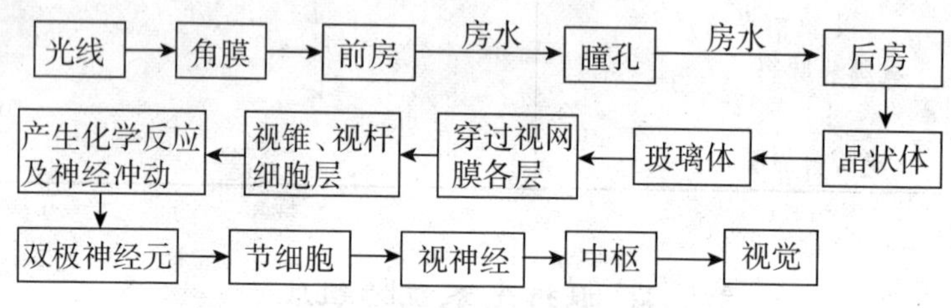

图 9-2 视觉传导通路示意图

眼睑的结构

由外向内分五层，皮肤皮下与肌层，致密结缔组睑板，黏膜层称睑结膜。

表 9-11 眼睑的结构

分层（由前至后）	结构要点
皮肤	薄而软，睑缘处有睫毛，睫毛根部有皮脂腺（称为睑缘腺或 Zeis 腺）；睑缘处另有较大汗腺（称为睫腺或 Moll 腺）
皮下组织	疏松的结缔组织
肌层	有眼轮匝肌和提上睑肌（均为骨骼肌）
睑板	由类似软骨的致密结缔组织构成，内有睑板腺
睑结膜	薄而透明的黏膜，表面上皮为复层柱状上皮，有杯状细胞；深面固有层为薄层结缔组织

二、耳

耳的结构组成和功能

耳道有耳膜，膜连三块骨，骨称砧锤镫，镫击卵圆窗，窗内淋巴流，流在两迷路，路在耳蜗旋，旋转三圈半，半圈抵蜗顶，顶下称蜗轴。轴出螺旋板，板缘筑听器，器上伸盖膜，膜动毛细胞，胞体送脉冲，冲成神经波。波经听神经，送到脑海中。

表 9-12 外耳和中耳的传音作用

结构	功能
外耳	
耳郭	集音与共鸣腔作用
外耳道	集音与共鸣腔作用
鼓膜	共鸣、传音作用，增压效应
听骨链	传音作用，增压效应
中耳	
卵圆窗	传音作用，增压效应
鼓膜张肌	保护、感音装置
镫骨肌	保护、感音装置
咽鼓管	使鼓室内空气和大气压平衡，以维持鼓膜的正常性能

内耳

内耳复杂分三部，半规管内壶腹嵴，壶腹嵴司头旋转；前庭内部两囊斑，感受直线变速动；耳蜗管内螺旋器，基底膜上毛细胞，感受声波之刺激。

内耳感受器

位觉感受器，两个囊斑壶腹嵴。听觉感受器，蜗管鼓壁螺旋器。

表 9-13 位觉感受器和螺旋器的结构与功能

名称	主要结构	功能
壶腹嵴	支持细胞，毛细胞，壶腹帽，支持细胞	感受头部旋转运动开始和终止时的刺激
椭圆囊斑与球囊斑	毛细胞，耳石膜	感受头部静止时的位置和直线变速运动引起的刺激
螺旋器	支持细胞：柱细胞，指细胞 毛细胞：内毛细胞，外毛细胞	感受声波刺激和产生听觉

听觉感受器

内耳听觉感受器，耳蜗管内螺旋器。位于基质膜上面，表面覆盖一盖膜，
结构复杂两部分，支持细胞毛细胞，支持细胞指和柱，柱细胞分内外柱，
指细胞撑毛细胞，毛细胞分内外毛，盖膜接触毛细胞，感受声波的刺激。

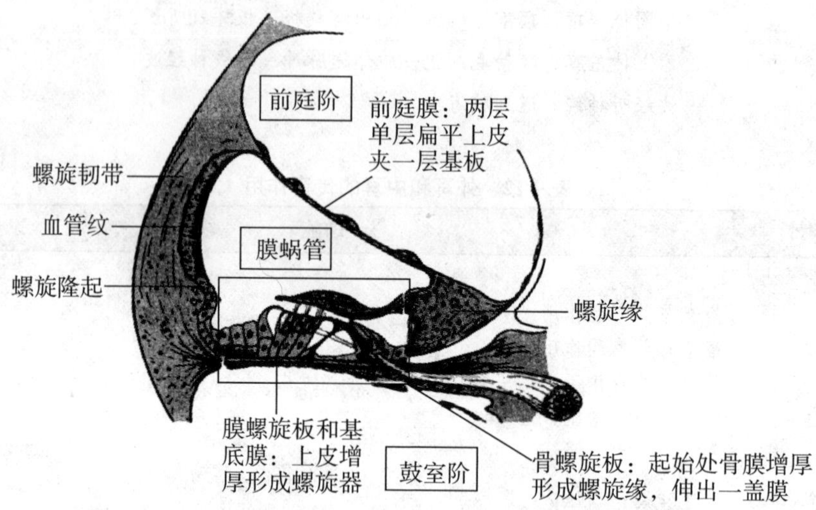

图 9-3 耳蜗结构模式图

声波传入内耳的途径

声波传导两途径：骨传导与气传导。气传导，最重要，声波先经外耳道，
再经鼓膜听骨链，卵圆窗膜达内耳。声压增加振幅降，听力增强又护耳。

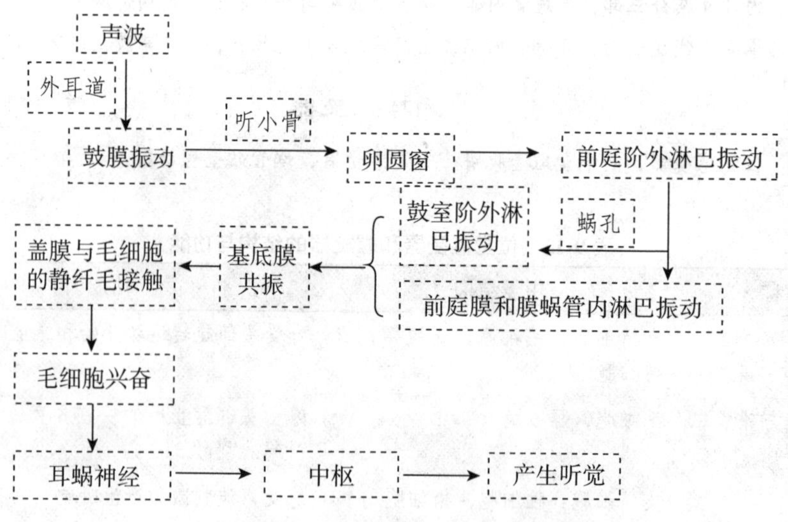

图 9-4 声波传入内耳及听觉产生的过程（供自学参考）

位觉感受器

三管五脚壶腹三，膜壶腹嵴感头旋[1]，前庭内有二囊斑，感受变速在直线。

注释：[1]“三管”、“五脚”和“壶腹三”即3个半规管有5个脚与前庭相通，其中壶腹脚有3个。在膜壶腹内隆起的壶腹嵴是位觉感受器，能感受旋转运动。

表 9-14 位觉斑

名称	位置	主要结构	功能
壶腹嵴	膜性壶腹部骨膜和上皮局部增厚	支持细胞：分泌物形成壶腹帽；毛细胞，壶腹帽	感受身体或头部的旋转变速运动
椭圆囊斑 球囊斑	前庭膜外侧壁黏膜局部增厚 前庭膜前壁黏膜局部增厚	支持细胞：分泌物形成位砂膜；毛细胞，腔质膜（位砂膜）	感受身体的直线变速运动和静止状态

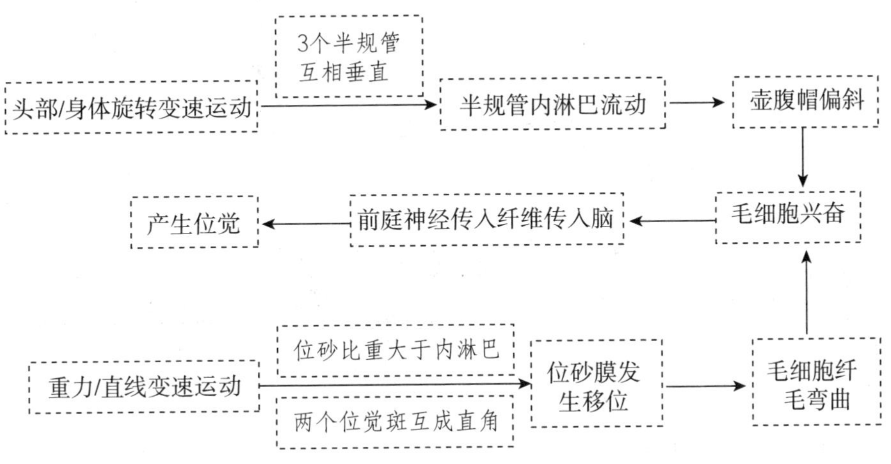

图 9-5 位觉的产生过程（供自学参考）

第十章　循环系统

循环系，运输忙，心脏血管和淋巴，心脏舒缩称血泵，血在管中循环流。

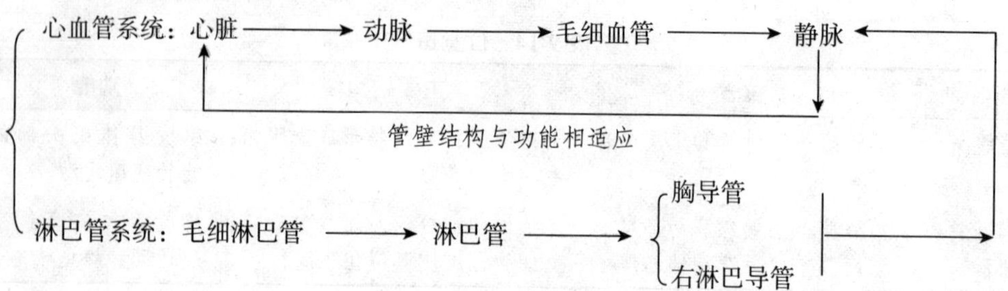

图 10-1　循环系统的组成

循环系统管壁的结构特点

从内向外分三层，内膜中膜和外膜。内膜单层很光滑，外膜均为结缔组。

中膜属于肌组织，分为心肌平滑肌。

表 10-1　循环系统管壁的结构特点

结构层次（从内向外）	结构要点
内膜	
内皮	单层扁平上皮，光滑，可减少与血液、淋巴液的摩擦
内皮下层	由结缔组织构成
内弹性膜	由弹性蛋白构成
中膜	由肌组织（平滑肌或心肌）和结缔组织构成
外膜	主要是疏松结缔组织，大的血管为较致密的结缔组织；较大的血管外膜中含有营养血管、淋巴和神经，有的血管外膜与中膜交界处有外弹性膜

一、心脏

心脏结构与功能

循环动力源于心，心壁结构要牢记。内膜腔面衬内皮，折叠呈瓣入腔里，

房室二尖三尖瓣，主肺动脉动脉瓣。开闭调节血流向，瓣膜关闭要完全。

肌膜最后又居中，室肌厚来房肌薄，特殊心肌传导系，产生传递兴奋波，

兴奋到达心肌膜，节律收缩把血搏。脏壁之间心包腔，后者脏层即外膜。

心壁

心壁结构分三层，内膜心肌心外膜。内膜折叠成瓣膜，心瓣膜附纤维环。

心肌排列分三层，内纵中环和外斜，也是附着纤维环，心包脏层心外膜。

表 10-2　心壁的结构

结构	结构特点
心壁	
心内膜	① 内皮：为单层扁平上皮，表面光滑，利于血液流动 ② 内皮下层：为薄层致密结缔组织 ③ 内膜下层：为疏松结缔组织，含血管、神经和心传导组织的分支
心肌膜	由心肌纤维组成，呈螺旋状排列，分内纵、中环和外斜三层，其间有丰富的毛细血管。心房肌较薄，心室肌较厚
心外膜	心包膜的脏层，属于浆膜，由薄层结缔组织及间皮构成
心瓣膜	心内膜向腔内凸起形成的薄片状结构。表面为内皮，内部为致密结缔组织
心骨骼	由致密结缔组织构成，心房肌和心室肌分别附着于心骨骼，两部分心肌不相连续

心传导系统

（1）

右房上腔交界点，心脏外膜之深面，特殊心肌窦房结，正常心跳起搏点。

通过三条结间束，发出冲动向下传。房室结是第二站，结内交感副交感。

向下发出房室束，左右束支心肌连。

（2）

窦房结、结间束，房室结、房室束，室间隔分左右支，浦肯野达室各处。

表 10-3　心传导系统的组成与位置

组成	细胞成分	位置
窦房结	结细胞	右心房心外膜深部
房室结	结细胞、移行细胞	心内膜下
房室束	移行细胞	心内膜下
左、右房室束分支	束细胞	心内膜下
浦肯野纤维	束细胞	心内膜下

心脏传导系统的细胞类型

传导系统三细胞；起搏移行浦肯野。形态分布有差异，结构功能不相同。

表 10-4 心脏传导系统的细胞比较

	起搏细胞	移行细胞	浦肯野纤维
分布	窦房结和房室结中心	窦房结和房室结周边及房室束	房室束及其分支（心室壁的心内膜下层）
胞体	小，梭形或多边形，有分支	较普通心肌纤维细而短	短而粗，形状常不规则，闰盘发达
胞核	1个，居中	1个，居中	1～2个，居中
胞质	染色浅	染色浅	染色浅
肌浆网	不发达	较发达	不发达
肌原纤维	较少	较多	较少
糖原	较多	多	丰富
线粒体	较少	少	丰富
功能	心肌兴奋的起搏点	传导冲动	快速传导冲动

收缩细胞与浦肯野细胞的比较

浦肯野C直径粗，胞体长大而宽阔。闰盘间隙连接多，有利快速传信息，
肌节疏少缺T管，收缩作用比较弱。收缩细胞比较小，肌原纤维很丰富，
含有大量线粒体，完成收缩有保证。

表 10-5 收缩细胞和浦肯野细胞的形态特征

	心室肌细胞	心房肌细胞	浦肯野细胞
形态	细长	椭圆形	长而宽
长度（μm）	50～100	约20	150～200
直径（μm）	10～25	5～6	35～40
T小管	丰富	稀少或缺乏	缺乏
闰盘和间隙连接	典型、端-端传导为主	侧-侧和端-端传导	很明显，间隙连接丰富，端-端快速传导
一般外观	线粒体和肌原纤维非常丰富，有分支，细胞间少量胶原	细胞被广泛的胶原分隔	肌节稀少，苍白

注释：大鼠和人类心室分离的肌细胞长度相等，肌节长度也相等。

二、血管壁的一般构造

血管壁内三层构，内膜中膜和外膜。内膜三层中最薄，内皮皮下弹性膜。
中膜肌肉结缔组，厚度成分因种异；外膜结缔组织构。毛细血管当别论。

表 10-6 血管壁的一般构造（除毛细血管外）

分层（由内向外）	结构要点
内膜	
血管内皮	衬贴于血管腔面，为单层扁平上皮，表面光滑。内皮细胞的长轴多与血流方向一致，细胞核居中。内皮细胞胞质内有丰富的吞饮小泡、成束的微丝和 W-P 小体（一种外包单位膜的杆状小体），后者能合成和贮存凝血因子Ⅷ相关抗原
内皮下层	薄层疏松结缔组织，含纵行的胶原纤维和少量平滑肌纤维
中膜	含有弹性膜和平滑肌，其厚度及组成成分因血管种类不同而有明显差异
外膜	由疏松结缔组织组成，其中含螺旋状或纵向分布的弹性纤维和胶原纤维，细胞成分以成纤维细胞为主

表 10-7 心壁与血管壁结构的对比

	血管壁	心壁
内膜	血管壁的最内层，由内皮和内皮下层组成	又称为心内膜，较薄，由内皮、内皮下层（内皮下层的外层即心内膜下层）组成，心内膜下层中含有浦肯野纤维
中膜	位于内膜与外膜之间，厚度及成分因血管种类不同而有差异	又称为心肌膜，很厚，由心肌组织组成，其间含丰富毛细血管
外膜	疏松结缔组织，含弹性纤维和胶原纤维、营养性血管、神经等	又称为心外膜，由浆膜组成，表面光滑

三、动脉

动脉可分大中小，内外中膜仔细找。中等动脉最典型，三层分界易辨清。
内外弹性膜明显，平滑肌多是特点。大动脉富弹性膜，随心缩扩促血过。
小动脉平滑肌少，外周阻力它来调。

表 10-8 大、中、小、微动脉的比较

名称	大动脉	中动脉	小动脉	微动脉
别名	弹性动脉	肌性动脉	肌性动脉	—
管径	＞ 10mm	1 ～ 10mm	0.3 ～ 1mm	＜ 0.3mm
分布	主动脉、肺动脉、颈总动脉、锁骨下动脉、髂总动脉等	除大动脉外，解剖学中有名称的大多数动脉	器官内的动脉	毛细血管前的动脉
内皮下层	较厚	薄	无	无

续表

名称	大动脉	中动脉	小动脉	微动脉
内弹性膜	发达，与中膜无明显分界	明显，在切片中常呈波纹状	明显	不明显
中膜	主要为 40 ~ 70 层有孔弹性膜	主要为 10 ~ 40 层环行平滑肌细胞	3 ~ 9 层环行平滑肌细胞	1 ~ 2 层环行平滑肌细胞
外膜	薄，无明显外弹性膜	薄，外弹性膜明显	薄，外弹性膜不完整或缺如	很薄
功能	维持血流的连续性	调节分配到身体各部和各器官的血流量	调节进入器官和组织的血流量，影响外周阻力，维持并调节血压	同左

四、毛细血管

毛细血管壁最薄，内皮基膜薄层缔[1]。毛细血管分三类：连续有孔和血窦[2]。

注释：[1] 毛细血管壁由内皮、基膜和薄层结缔组织构成。

[2] 连续毛细血管、有孔毛细血管和血窦。

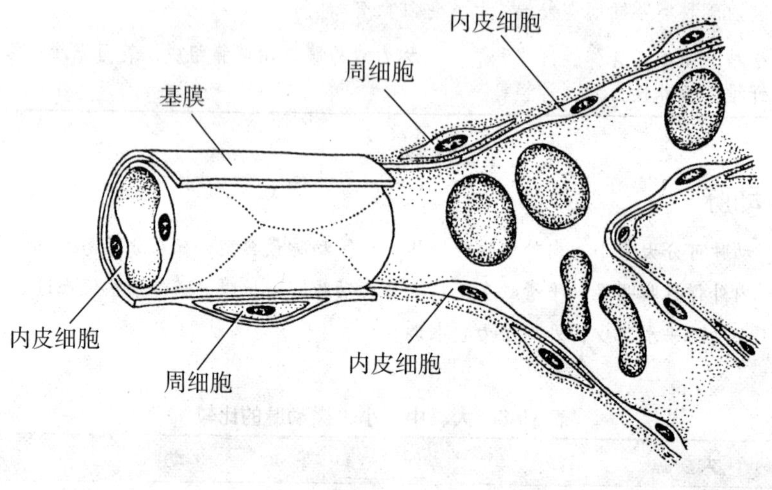

图 10-2 毛细血管模式图

图 10-9　毛细血管分类比较

分类	分布	结构	物质交换方式	通透性
连续毛细血管	结缔组织、肌组织、中枢神经系统、胸腺、肺等处，参与屏障性结构构成	内皮细胞连续，细胞间有紧密连接，基膜完整，胞质中大量吞饮小泡	吞饮小泡	较大
有孔毛细血管	胃肠黏膜、某些内分泌腺、肾血管球等	内皮细胞不含核部分极薄，有许多贯穿胞质的内皮窗孔；孔上有（或无）隔膜封闭；吞饮小泡少，基膜连续	内皮窗孔 吞饮小泡	很大
血窦	肝、脾、骨髓和某些内分泌腺	管腔大，形状不规则；内皮细胞间隙大、有窗孔；基膜连续、不连续或无，不同器官内结构差别较大	内皮细胞间隙	最大

五、静脉

静脉的结构与功能

（1）

静脉管壁较简单，壁薄腔大不规则。管壁三层不明显，外膜较厚内膜薄，
中膜不厚弹性小，大静脉外有肌束，中静脉有静脉瓣，肌束瓣膜利回流。

（2）

静脉数多管径大，壁薄柔软弹性差。腔内突出静脉瓣，防止血液逆流下。

表 10-10　大、中、小及微静脉之比较

分类	直径	结构特点
大静脉	＞ 10mm	①管壁内膜薄 ②中膜很不发达，为几层排列稀疏的环行平滑肌，有的无平滑肌 ③外膜较厚，结缔组织内常有较多纵行平滑肌束
中静脉	2 ~ 9mm	①管壁薄，内弹性膜不明显 ②中膜环行平滑肌分布稀疏 ③外膜比中膜厚，无外弹性膜 ④有些中静脉外膜中可见纵行平滑肌束
小静脉	0.2 ~ 1mm	①内皮外有一层较完整的平滑肌 ②较大的小静脉中膜有一至数层平滑肌 ③外膜也渐变厚
微静脉	50 ~ 200μm	①管腔不规则，内皮外的平滑肌或有或无，外膜薄 ②毛细血管后微静脉与毛细血管类似，但管径略粗，内皮细胞间的间隙较大，还有物质交换功能 ③淋巴组织内的后微静脉还具有特殊的结构和功能

表 10-11　中动脉与中静脉的比较

	中动脉	中静脉
三层分界	清楚	不清楚
外形	管腔相对较小而规则，管壁厚	管腔相对较大而不规则，管壁薄
内膜	内弹性膜明显	内弹性膜不发达或无
中膜	平滑肌发达	有少量稀疏排列的平滑肌纤维
外膜	厚度与中膜相似，外弹性膜明显	比中膜厚，无外弹性膜
静脉瓣	无	有

表 10-12　动脉、静脉和毛细血管

	动脉	静脉	毛细血管
分类	大动脉、中动脉、小动脉和微动脉	大静脉、中静脉、小静脉和微静脉	连续毛细血管、有孔毛细血管和血窦
特点	①管腔比同名静脉小，管壁厚 ②管壁中结缔组织成分少，平滑肌成分多，排列致密 ③内、外弹性膜较发达，三层膜分界较清楚	①管腔大，管壁薄 ②管壁中结缔组织成分多，平滑肌成分少，排列疏松 ③内外弹性膜不发达，三层膜分界不太清楚	①最细 ②分布最广 ③管壁最薄，通透性大
作用	将血液由心脏运到组织	将血液由组织运回心脏	血液与组织进行物质交换的主要场所

六、微循环

微循环的组成

（1）

微 A 后微管前肌，后接网状毛细管。通血毛管微静脉，动静吻合侧循环。

（2）

微循环含六部分，交换只在真毛细。

表 10-13　微循环的组成

名称	结构特点
微动脉	由于微动脉管壁平滑肌的收缩活动，微动脉起控制微循环的总闸门作用
毛细血管前微动脉和中间微动脉	微动脉→毛细血管前微动脉→中间微动脉
真毛细血管	中间微动脉分支形成相互吻合的毛细血管网，即通称的毛细血管；真毛细血管行程迂回曲折，血流甚慢，是进行物质交换的主要部位

续表

名称	结构特点
直捷通路	直捷通路是中间微动脉的延伸部分，组织处于静息状态时，微动脉→中间微动脉→直捷通路→微静脉；组织功能活跃时，血液→真毛细血管网→物质交换
动 - 静脉吻合支	由微动脉发出的侧支直接与微静脉相通的血管，含发达的纵行平滑肌层，是调节局部组织血流量的重要结构。动静脉吻合收缩时，微动脉→毛细血管，动静脉吻合松弛时，微动脉→微静脉
微静脉	管腔不规则，内皮外的平滑肌或有或无，外膜薄，内皮细胞间的间隙较大，还有物质交换功能

微循环的通路及作用

迂回通路路线长，血液流动最缓慢，毛细血管通透大，有利物质来交换。

直捷通路经常开，血流速度比较快，迅速流过微循环，保持循环血流量。

动静短路皮肤多，控制皮肤血流量。影响皮肤散热量，调节体温作用强。

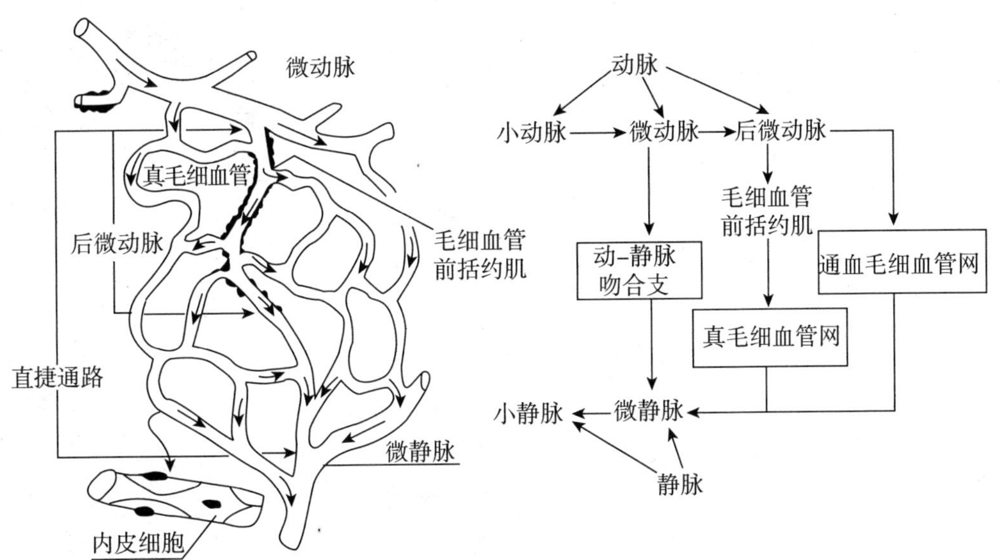

图 10-3　微循环模式图

七、淋巴系统

淋巴系统的结构特点

毛细淋管起盲端，腔大壁薄通透大，淋巴导管淋巴管，结构类似于静脉。

表 10-14 淋巴系统的结构特点

淋巴系统	结构特点
毛细淋巴管	以盲端起始于组织内，比毛细血管的管腔大，不规则，管壁薄，仅由内皮和极薄结缔组织构成
淋巴管	结构类似于静脉，管壁薄，瓣膜较多
淋巴导管	与大静脉类似，但管壁薄，三层分界不明显，中膜平滑肌较发达

第十一章　皮　肤

一、皮肤的基本结构和功能

皮肤的基本结构

皮肤包括表真皮，衍生毛发腺和甲。表皮细胞两类型，角蛋白形成细胞，
非角蛋白形成胞[1]，形成细胞分五层，基底依次到表面，基底棘颗透角质[2]。
非角细胞有三种[3]，黑色细胞黑色素，朗格汉斯司防御，梅克尔C司感觉。
表皮深面是真皮，乳头网状两层瞧。

注释：[1] 非角蛋白形成细胞。
[2] 基底层，棘层，颗粒层，透明层，角质层。
[3] 黑素细胞、朗格汉斯细胞、梅克尔细胞。

表 11-1　皮肤的基本结构

组织结构		分层或分部
表皮	复层扁平上皮	5层（基底层、棘层、颗粒层、透明层、角质层）
真皮	疏松结缔组织 致密结缔组织	乳头层 网状层
附属器	毛 皮脂腺 汗腺 指（趾）甲	毛干、毛根和毛球 腺泡、导管 分泌部、导管部 甲体、甲根、甲床

皮肤功能

屏障保护和感觉，吸收排泄与分泌；皮肤散热调体温，物质代谢亦参与。

表 11-2　皮肤的功能

功能	说明
屏障保护作用	皮肤与外界直接接触，能阻挡异物和病原体侵入；防止体液丢失
感觉功能	皮肤内有丰富的感觉神经末梢，能感受外界的多种刺激
分泌和排泄功能	皮脂腺、汗腺管等分泌皮腺和汗腺，是机体重要的排泄途径之一
体温调节功能	皮肤是重要的散热器官，参与体温调节活动
吸收功能	某些小分子脂溶性物质可通过皮肤吸收入血
参与物质代谢	例如，皮肤中的7-脱氢胆固醇在紫外线的照射下可转化为维生素D

二、表皮

表皮的分层

（1）

表皮细胞分五层，基底棘粒透明角。表皮深面乃真皮，乳头网状两层瞧。

（2）

复扁上皮构表皮，角质最外有抗力。透明颗粒接棘层，基底最下可增殖。

表 11-3　表皮的分层与角化特点

分层	每层的细胞层数	细胞形态	角化成分
基底层	1 层	矮柱状	角蛋白丝
棘层	4 ~ 10 层	棘状突起	角蛋白丝，板层颗粒
颗粒层	3 ~ 5 层	梭形	板层颗粒，透明角质颗粒
透明层	多层	界限不清	角蛋白丝，均质状蛋白质
角质层	多层	均质状	角蛋白丝，均质状蛋白质

表皮的结构与功能

表皮实为复扁平，镜下可见分五层。角质层厚它居外，增殖修复靠基层。
角质磨损渐脱落，增殖修复靠基层。黑素梅克朗格汉，非角细胞有三种。

表 11-4　表皮分层与表皮角化过程

分层	形态结构	角蛋白丝	板层颗粒	透明角质颗粒
基底层	附于基膜上，由一层矮柱状的基底细胞组成，细胞间以桥粒相连，胞质嗜碱性，含丰富的核糖体	散在或成束的角蛋白质	无	无
棘层	位于基底层细胞上方，由 4 ~ 10 层细胞组成，细胞体积大，多边形，表面有棘状突起，核大而圆，胞质弱嗜碱性。并含板层颗粒，内容物为脂质	角蛋白丝增多、成束	含有板层颗粒	无
颗粒层	位于棘层上方，由 3 ~ 5 层细胞组成，细胞扁梭形，核与细胞器退化，含强嗜碱性的透明角质颗粒。电镜下，颗粒无膜包裹，致密均质状	角蛋白丝增多	板层颗粒增多	透明角质颗粒呈致密均质状
透明层	位于颗粒层上方，由 2 ~ 3 层细胞组成，细胞扁平，界限不清，核与细胞器消失，强嗜酸性	胞质中充满角蛋白丝	无	富含透明角质
角质层	由多层细胞组成，细胞扁平，完全角化干硬，无核，无细胞器，嗜酸性均质状。电镜下为大量角蛋白丝束和均质状物质。角质层不断脱落，同时不断形成，处于动态平衡	胞质中充满角质蛋白	无	无

角化复层扁平上皮耐受机械摩擦的结构基础

多层细胞来组成，表面细胞角化硬，中层相互牢固连，深层结缔联系紧。
机械摩擦能耐受，保护机体立功勋。

表 11-5　角化复层扁平上皮耐受机械摩擦的结构基础

耐摩擦的结构基础	说明
由多层细胞组成	上皮有一定厚度，浅层细胞虽然不断衰老脱落，基底层细胞能不断分裂增殖并向浅层移动，以补充浅层中衰老死亡的细胞
中间层细胞连接紧密	中间层由多边形细胞组成，细胞间有发达的桥粒，细胞彼此连接紧密牢固
表面细胞角化能增强抗摩擦作用	表面细胞的核和细胞器逐渐消失，胞质内充满角蛋白，细胞干硬，具有强大的抗摩擦作用
与深层结缔组织联系紧密	上皮与深层结缔组织的连接面起伏不平，扩大了相互接触面积，连接更牢固，同时也保证了上皮组织的营养供应

表皮中的主要细胞

表皮细胞有多种，角质细胞角质层，扁平细胞透明层，梭形细胞颗粒层，
棘层则为棘细胞，基底细胞基底层。细胞不断在演化，由里向外变角质。

表 11-6　表皮中的主要细胞

表皮细胞	存在部位	细胞结构特点		
		细胞形态	细胞核	细胞质
基底细胞	基底层	呈短柱状或立方状	核为椭圆形、大、染色浅，核仁明显	胞质较少，嗜碱性
棘细胞	棘层	细胞体积大，多边形，表面伸出短小棘状突起	核圆形，大，位于中央	胞质丰富，弱碱性
梭形细胞	颗粒层	呈扁平梭形	核已退化	胞质含较多强嗜碱性的透明角质颗粒
扁平细胞	透明层	细胞体界限不清	核消失	胞质透明均质状，强嗜酸性
角质细胞	角质层	细胞体界限不清	核消失	胞质透明均质状，嗜酸性

非角质形成细胞

非角细胞有三种，黑素细胞黑色素，朗格汉斯司防御，梅克尔 C 司感觉。

表 11-7 皮肤中非角质形成细胞的种类、结构和功能

	位置	结构	功能
黑色素细胞	胞体散在于基底细胞之间，突起深入基底细胞和棘细胞之间，与胶质形成细胞之间无桥粒连接	HE 染色不易辨认，特殊染色可见多个较长并分支突起的细胞，电镜下胞质内有丰富的粗面内质网、核糖体、高尔基复合体及长圆形的黑素体	形成黑色素，吸收紫外线，保护深部组织
朗格汉斯细胞	散在于棘细胞浅部	胞质内含有伯贝克颗粒：杆状，有膜包裹，中等电子密度，一端或中间部有电子透明的膨大，参与抗原的处理	摄取和处理入侵的抗原并传递给淋巴细胞，属抗原呈递细胞，参与免疫应答
梅克尔细胞	位于基底层，有短指状突起深入角质形成细胞之间	细胞基部胞质内有许多致密核心小泡，基底面与感觉神经末梢形成类似突触结构	一种感觉细胞，可接受机械刺激

三、真皮

真皮的结构及功能

真皮结构为两层：乳头层和网状层。真皮乳头分两种：血管乳头神经乳[1]。

乳头层含感受器，真皮主要网状层。血管神经淋巴管，汗腺毛囊皮脂腺。

注释：[1] 真皮乳头又可分为血管乳头和神经乳头。

表 11-8 真皮的分层特点

分层	位置	成分	一般形态	主要功能
乳头层	靠近表皮	疏松结缔组织	乳头状	牢固连接，含触觉小体
网状层	表皮深层	致密结缔组织	网状	韧性、弹性好，含环层小体

四、皮肤附属器

皮肤四种附属器

毛干露外根在里，脂腺泌脂润表皮，汗腺产汗调体温，甲板坚硬护指趾。

毛的结构

附属结构毛腺甲，毛分干根和毛球，毛根外面包毛囊，毛球基部毛乳头，

毛乳头是生长点，毛发侧面立毛肌。

表 11-9 毛的结构

毛的分部	结构要点
毛干	露在皮肤之外，由排列规则的角化上皮细胞组成，细胞内充满角蛋白并含有数量不等的黑色颗粒

续表

毛的分部	结构要点
毛根	结构同上。位于皮肤内，毛根被毛囊包裹，毛囊内层为上皮性鞘，外层有致密结缔组织性鞘
毛球	上皮细胞为干细胞（毛母质），其不断增殖分化，向上移动，形成毛根和上皮性鞘的细胞。毛母质内散在的黑素细胞可将形成的黑素颗粒转送到毛根的上皮细胞中
其他相关结构	
毛乳头	结缔组织突入毛球底面而成，含丰富的毛细血管和神经末梢，对毛的生长起营养作用
立毛肌	平滑肌，连接毛囊和真皮

皮脂腺

腺分汗腺皮脂腺，皮脂腺为支泡状，位于毛囊立毛间，全浆分泌润皮肤。

汗腺

汗腺分为大小腺，小的汗腺布全身，能排废物调体温，大的布腋及会阴。

表 11-10 皮脂腺、局泌汗腺和顶泌汗腺之比较

	皮脂腺	局泌汗腺	顶泌汗腺
分布	毛囊与立毛肌之间	全身皮肤	腋窝、乳晕、阴部等处
分泌部	泡状	单管状，盘曲成团，腔小	盘曲成团，腔大
腺细胞	周围细胞小，色深；中央细胞大，多边形，含大量脂滴，着色浅，核固缩	矮柱状，核圆，胞质染色浅	立方或矮柱状，核圆，胞质嗜酸性
导管及其开口	短，由复层扁平上皮构成，开口于毛囊上端或皮肤表面	直，由两侧立方细胞围成，开口于皮肤表面	直，由两层立方上皮围成，开口于毛囊
分泌物性质	脂滴	大量水分，钠、钾、氯、乳酸盐及尿素等	较浓稠，含少量蛋白质、碳水化合物和脂类
分泌方式	全浆分泌	局浆分泌	顶浆分泌
分泌的调节	受性激素控制	受胆碱能神经控制	受性激素控制
功能	皮脂可润滑皮肤，同时有抑菌作用	分泌汗液，可调节体温，湿润皮肤及排泄代谢废物等	分泌物为黏稠的乳状液，被细菌分解后产生臭味

指（趾）甲

胶质细胞构指甲，指甲分为体和根。甲根附着甲母质，甲母质是生长点。

第十二章　免疫系统

一、概述

免疫系统的组织结构

免疫系统三部分：细胞组织和器官。

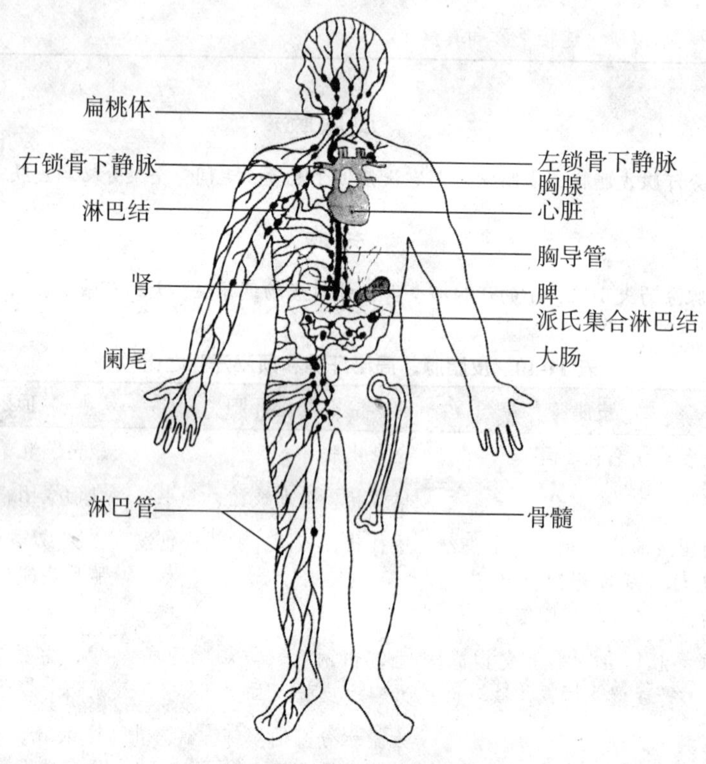

图 12-1　免疫器官与组织

表 12-1　免疫系统的组织结构概况

名称	组成
免疫细胞	
淋巴细胞	T 细胞、B 细胞、K 细胞、NK 细胞
抗原提呈细胞	交错突细胞、滤泡树突细胞、朗格汉斯细胞、微皱褶细胞
单核 - 吞噬细胞系统	巨噬细胞、库普弗细胞、尘细胞、小胶质细胞、破骨细胞、朗格汉斯细胞

续表

名称	组成
免疫组织	
中枢免疫组织	
周围免疫组织	淋巴小结、弥散淋巴组织、淋巴索
免疫器官	
淋巴结	
被膜	
实质	
皮质	浅层皮质、副皮质区、皮质淋巴窦
髓质	髓索、髓窦
脾	
被膜	
实质	
白髓	动脉周围淋巴鞘、淋巴小结、边缘区
红髓	脾索、脾血窦
胸腺	
被膜	
实质	
皮质	血 - 胸腺屏障
髓质	胸腺小体

免疫系统的功能

免疫系统不简单，保护机体它当先。胸腺保送T细胞，细胞免疫冲在前。
骨髓培育B细胞，体液免疫抗体现。树突细胞称DC，呈递抗原它尽力。

表 12-2 免疫功能的分类及其表现（了解）

免疫功能	正常表现	异常表现
免疫防御	清除病原微生物及其他抗原	过敏反应或免疫缺陷病
免疫监视	防止细胞癌变或持续性感染	肿瘤或持续性感染
免疫稳定	消除衰老、死亡或损伤的细胞	自身免疫性疾病

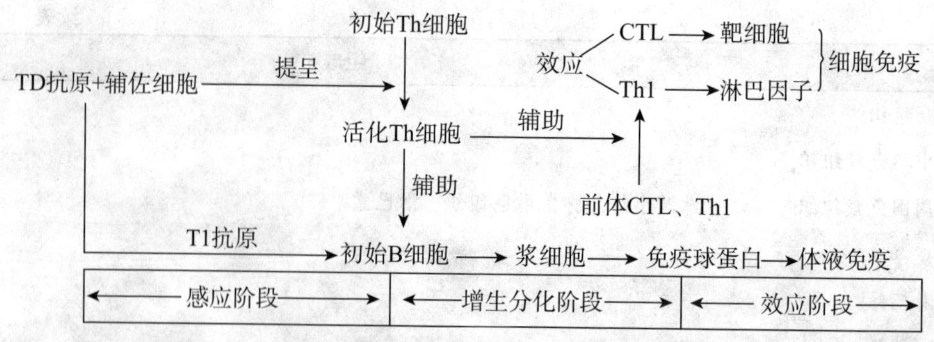

图 12-2　免疫应答的基本过程

免疫应答反应可分为感应阶段、增生分化阶段和效应阶段 3 个基本过程

二、主要的免疫细胞

（一）淋巴细胞

淋巴细胞分三种：T、B 细胞和 NK。T 细胞分三亚群，细胞免疫是功能；
B 细胞能产抗体，体液免疫来担承；NK 细胞思其名，自然杀伤细胞意。

表 12-3　淋巴细胞的类型及其主要功能

分类	主要功能
记忆性 T 细胞	指曾经活化又恢复静止的 T 细胞，再次遇到相同抗原后，能迅速扩增，启动更大范围的免疫应答
辅助性 T 细胞（Th）	调节其他 T 和 B 细胞，激发其活化（活化 Th 细胞能辅助 B 细胞和其他 T 细胞功能活性，促进其免疫应答作用）
细胞毒性 T 细胞（Tc）	能借助其他细胞表面的组织相容性复合物（MHC）识别抗原，分泌细胞因子，杀死异物细胞、病毒感染细胞及某些肿瘤细胞
调节性 T 细胞（Tr）	调节其他 T 细胞和 B 细胞功能，降低其活性，维持机体内环境的相对稳定
B 细胞	受抗原刺激后活化增殖，分化形成浆细胞，后者能合成各类免疫球蛋白（抗体）
记忆性 B 细胞	活化的 B 细胞部分形成长寿 B 细胞，再次遇到同样抗原后，能迅速扩增，启动更大范围的免疫应答
NK 细胞（自然杀伤细胞）	不借助抗体，直接杀伤病毒感染细胞和肿瘤细胞

T 淋巴细胞与 B 淋巴细胞的比较

胞体圆形椭圆形，六至十二微米径。二十四十百分比，分为 TB 两类型。

Tc 成熟在胸腺，细胞免疫是专长。Bc 成熟骨髓等，体液免疫建功勋。

注释：Tc 指 T 细胞，Bc 指 B 细胞。

表 12-4 T 细胞与 B 细胞比较

项目	T 细胞（胸腺依赖式淋巴细胞）	B 细胞（骨髓依赖式淋巴细胞）
来源	淋巴干细胞	淋巴干细胞
发育成熟条件	胸腺激素作用下	骨髓、肠道淋巴组织
占淋巴细胞比例	70%	20%
更新率	慢	快
寿命	生存一年以上，为长寿淋巴细胞	生存一至数日，为短寿淋巴细胞
功能	参与细胞免疫（如移植排斥）	参与体液免疫，产生免疫球蛋白

淋巴细胞再循环

淋巴细胞再循环，细胞分布更合理。新的淋巴来补充，抗原更易被识别。
免疫细胞间协作，相互联系成整体。

表 12-5 淋巴细胞再循环及其意义

项目	说明
淋巴细胞再循环的途径	外周淋巴器官、淋巴组织 → 淋巴组织 → 淋巴管（主要是 T 细胞）↓ 毛细血管后微静脉 ↑（返回外周淋巴器官、淋巴组织）
意义	①使淋巴细胞在外周免疫器官和组织的分布更合理 ②淋巴组织可不断从循环池中得到新的淋巴细胞补充 ③带有各种特异抗原受体的 T 细胞和 B 细胞，产生初次或再次免疫应答 ④通过淋巴细胞再循环，使机体所有免疫器官和组织联系成为一个有机的整体，促进免疫细胞间的合作，提高免疫功能

（二）巨噬细胞及单核吞噬细胞系统

单核吞噬细胞系统

巨噬细胞组成系，功能相同名位异：单核细胞游血液，组织细胞在结缔，
脑有小胶肺有尘，库普弗 C 肝窦里，仍有几处叫通名——淋巴结和骨髓脾。

表 12-6 单核吞噬细胞系统

来源	细胞名称	分布
幼单核细胞（骨髓）→单核细胞（血液）→（组织）	巨噬细胞	结缔组织、免疫系统等
	破骨细胞	骨组织
	肝库普弗细胞	肝
	尘细胞	肺
	交错突细胞	淋巴结和脾
	朗格汉斯细胞	皮肤表皮、食管上皮等
	小胶质细胞	神经组织

抗原提呈细胞

抗原提呈胞5种，提呈抗原建奇功。

表 12-7 抗原提呈细胞的分布与作用（供自学参考）

类型	分布	作用
巨噬细胞	最广，结缔组织、淋巴器官、淋巴组织等处	处理抗原的主要细胞
交错突细胞	脾、淋巴结和淋巴组织的T细胞区	辅佐细胞免疫应答的主要成分
滤泡树突细胞	淋巴小结的生发中心	能借抗体将大量抗原聚集于细胞突起表面，与选择B细胞高亲和性抗体细胞株功能有关
朗格汉斯细胞	表皮深层	可捕捉和处理侵入表皮的抗原，离开表皮→进入淋巴结→转运抗原或转化为交错突细胞
微皱褶细胞	回肠集合淋巴小结顶端上皮及扁桃体隐窝上皮	捕获和传递抗原

三、淋巴组织

淋巴组织的分类

淋巴组织分两类，一类弥散淋巴组，主由T细胞构成，细胞免疫是功能。

淋巴小结属二类，淋巴滤泡是别名，主由B细胞组成，体液免疫是功能。

表 12-8　淋巴组织的分类

	弥散淋巴组织	淋巴小结（淋巴滤泡）
形态	无固定形态	圆形或卵圆形
境界	境界不清，淋巴细胞分布松散	境界清晰，细胞排列密集
细胞成分	主要含T细胞，毛细血管后微静脉	以B细胞为主，根据免疫功能状态可分为初级和次级淋巴小结
淋巴小结	初级淋巴小结	次级淋巴小结
抗原刺激	未受抗原刺激	受到抗原刺激
生发中心	较小，无生发中心	增大，有生发中心
细胞类型	小淋巴细胞	大、中、小淋巴细胞

四、淋巴器官

淋巴器官分类

（1）

淋巴器官有数种，分为中枢和周围，胸腺骨髓属中枢，免疫细胞发源地，
外周有脾淋巴结，免疫应答之场所。

（2）

淋巴器官主要三：胸腺脾与淋巴结。

表 12-9　中枢淋巴器官和周围淋巴器官的特点

	中枢淋巴器官	周围淋巴器官
支架	由上皮性网状细胞构成器官的支架，上皮性网状细胞起源于内胚层	由起源于间充质（中胚层）的网状细胞和网状纤维构成器官的实质
退化时间	发生较早，退化也较早	发生略晚，退化也较晚
抗原刺激的影响	淋巴细胞的增殖与分化受激素及微环境影响，不受抗原刺激的影响	淋巴细胞的增殖和分化与抗原刺激有关，在抗原刺激下产生大量特异性的T细胞和B细胞
功能	培育B细胞、T细胞的“苗圃”	免疫应答的场所
器官举例	胸腺、骨髓	淋巴结、脾、扁桃体

（一）胸腺

胸腺

（1）

胸腺位于胸骨后，恰在上纵隔前份。腺体略显锥体形，长段狭窄到颈根，
大小随着年龄变，左右两叶不对称。胸腺属于内分泌，淋巴器官也是的。
分泌激素胸腺素，促进T细胞形成。

（2）

胸腺是中枢器官，T细胞发育家园。被膜皮质和髓质；胸腺小叶居实质。
皮质在小叶周边，小叶中央是髓质。上皮细胞作支架，胸腺细胞居其间。
造血诱导微环境，血胸屏障不可缺。要说选择真严格，淘汰95%T细胞。
分化合格到髓质，经过血循到周围。

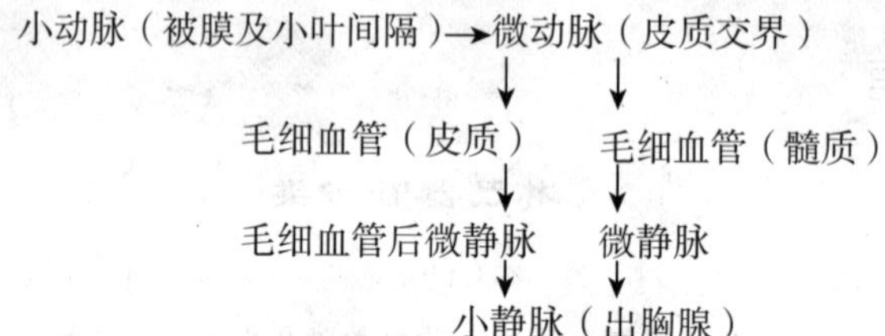

图 12-3　胸腺的血液供应

表 12-10　胸腺的结构和功能

类别	说明
结构	
被膜	薄层结缔组织
胸腺小叶	不完全分离
皮质	①位置：位于小叶周边，着色深 ②组成：以胸腺上皮细胞为主架，内含大量胸腺细胞和少量基质细胞
髓质	①位置：位于小叶深部，着色浅 ②组成：内含较多胸腺上皮细胞、少量初始T细胞和巨噬细胞等 ③特征性结构：胸腺小体
血-胸腺屏障	由连续毛细血管、内皮周围连续的基膜、血流周隙、上皮基膜和一层连续的胸腺上皮细胞构成
功能	T细胞分化成熟的场所，具有重要的免疫调节功能

（二）淋巴结

淋巴结分布全身，滤过淋巴很重要。细胞和体液免疫，保护机体免侵袭。
B细胞居浅皮质，增殖分化在这里。T细胞住副皮质，又称胸腺依赖区。
效应记忆T细胞，清除抗原记免疫。巨噬细胞滤淋巴，清洁淋巴出结门。

淋巴结分皮髓质，皮质里边分为三，浅层副皮淋巴窦[1]，浅层皮质B细胞，副皮质区T细胞，淋巴窦内除异物[2]，髓质髓索淋巴窦，髓索主要B细胞，淋巴窦中滤淋巴[3]。

注释：[1] 淋巴结的皮质由浅层皮质、副皮质区、皮质淋巴窦组成。

[2] 皮质淋巴窦可清除异物。

[3] 髓质淋巴窦的功能是滤过淋巴液。

淋巴结

结缔组织构被膜，分支入内小梁作，小梁分支连成网，淋巴组织布网络。
实质分为两部分：周围皮质中央髓。浅层皮质多小结，B淋细胞聚其内；
深层皮质较弥散，T淋细胞占主位。髓质髓索呈网状，内有细胞B噬浆。
淋巴窦过淋巴结，壁为内皮腔噬网。功能造血滤淋巴，参与免疫可称“棒”！

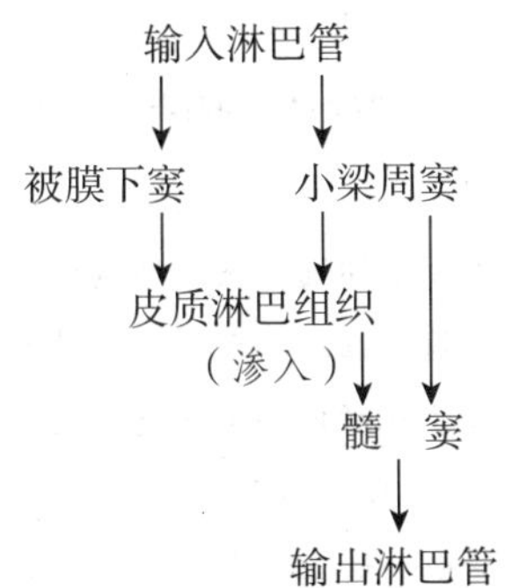

图 12-4 淋巴结内的淋巴通路

表 12-11 淋巴结的结构和功能

项目	说明
分布	位于淋巴回流的通路上，以颈部、腋窝、腹股沟、盆腔、肠系膜等处多见
结构	
被膜	薄，有输入淋巴管穿越
小梁	结缔组织深入实质形成
皮质	
浅层皮质	①位置：被膜下方
	②组成：淋巴小结及小结间弥散淋巴组织，属B细胞区
副皮质区	①位置：位于皮质深层
	②组成：弥散淋巴组织，属T细胞区
皮质淋巴窦	被膜下窦，小梁周窦
髓质	①髓索：索条状淋巴组织，主要含浆细胞、B细胞和巨噬细胞
	②髓窦：与皮质淋巴窦相通，有较强的滤过功能
功能	滤过淋巴，参与免疫应答

表 12-12 次级淋巴小结的结构、位置及组成细胞

结构	位置	细胞组成
小结帽	生发中心周边	密集的小型B细胞和幼浆细胞、记忆性B细胞、初始B细胞
生发中心		
明区	淋巴小结浅部	中等大的B细胞和Th细胞（较成熟）、滤泡树突细胞、巨噬细胞
暗区	淋巴小结深部	大而幼稚的B细胞和Th细胞

（三）脾

脾的位置及形态

脾居腹腔左上方，九至十一肋庇护，两缘两端两个面，脏面凹陷膈面凸。
淋巴血管和神经，进出部位称脾门。上缘前部有切迹，脾肿大时摸得清。

脾的结构与功能

（1）

致密结缔肌纤维，构成被膜包周围。被膜结构成小梁，分支连网在脾内。
淋巴组织为实质，又分白髓与红髓，动脉周围淋巴鞘，淋巴小结是白髓，
脾索脾窦为红髓，白髓散于红髓内。造血储血又滤血，免疫应答有作为。

（2）

脾脏功能不简单，滤血储血和造血。免疫细胞发育处，清洁血液保机体。
淋巴鞘为T细胞，细胞免疫它当先。B细胞居脾小结，体液免疫由它行。
边缘区先触抗原，同属白髓记心间。脾索脾窦即红髓，过滤血液它最行。

表 12-13 脾的结构及功能

项目	说明
被膜与小梁	被膜较厚，表面覆有间皮，被膜结缔组织深入脾内形成许多分支的小梁。被膜和小梁内含有许多散在的平滑肌细胞，其收缩可调节脾内的血量，小梁之间的网状组织构成脾淋巴组织的微细支架
白髓	主要由淋巴细胞密集的淋巴组织构成，在新鲜脾的切面上呈分散的灰白色小点状，故称白髓 ①动脉周围淋巴鞘：围绕在中央动脉周围的弥散淋巴组织，由大量T细胞和少量巨噬细胞与交错突细胞等构成。此区相当于淋巴结内的副皮质区，是胸腺依赖区 ②淋巴小结（脾小体）：结构与淋巴结的淋巴小结相同，主要由大量B细胞构成，呈现生发中心淋巴小结的帽部朝向红髓
边缘区	白髓和红髓交界处，含有T细胞、B细胞和较多的巨噬细胞。中央动脉侧支膨大形成的小血窦为边缘窦，是血液以及淋巴细胞进入白髓的通道

续表

项目	说明
红髓	分布于被膜下，小梁周围及边缘区外侧，因含有大量血细胞，在新鲜脾切面上呈现红色，由脾索及脾血窦组成 ①脾索：由富含血细胞的索状淋巴组织构成，脾索在血窦之间相互连接成网，索内含有T细胞、B细胞和浆细胞，以及许多其他血细胞和巨噬细胞，是脾进行滤血的主要场所 ②脾血窦：形态不规则，相互连接成网；窦壁由一层长杆状的内皮细胞平行排列而构成；内皮细胞之间有间隙，内皮外有不完整的基膜及环行网状纤维围绕，外侧有较多的巨噬细胞，故血窦壁如同一种多孔隙的栏栅状结构
功能	滤血、免疫、造血、储血

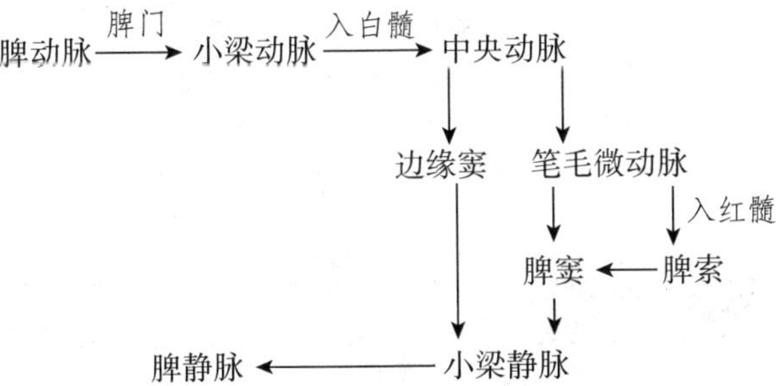

图 12-5　脾的血液通路

表 12-14　淋巴结与脾的比较

项目		淋巴结	脾
结构特点	实质	由皮质、髓质及淋巴窦组成，皮质位于周边，分为浅层和深层，髓质位于中央	由白髓和红髓构成，白髓分为动脉周围淋巴鞘和脾小结，散在于红髓内；白髓与红髓之间为边缘区
	淋巴小结	位于皮质浅层	散在分布，且伴有中央动脉
	弥散淋巴组织	构成皮质深层和条索状的髓索	脾索位于红髓与脾窦之间，淋巴组织内含大量血细胞
	淋巴窦 / 血窦	有淋巴窦，皮质淋巴窦有输入淋巴管通入，髓质淋巴窦与输出淋巴管相通	血窦，各有特点
	被膜和小梁	不发达，无平滑肌及间皮	较发达，且含有平滑肌，表面被覆间皮
功能特点		过滤淋巴液，对淋巴液内的抗原产生免疫应答	血液的滤过器，对血液内的抗原产生免疫应答；还能造血和储血
相同点		①结构上：均有大量淋巴组织，均含有淋巴小结和胸腺依赖区，均含有条索状的弥散淋巴组织（髓索或脾索） ②功能上：均属于周围淋巴器官，均是免疫应答的重要场所	

（四）扁桃体

扁桃体的结构与功能

扁桃体分腭咽舌，上皮下陷成隐窝，固有层中含淋巴，参与免疫第一线。

表 12-15 扁桃体的结构与功能

项目	说明
类属	属于外周淋巴器官
组成	包括腭扁桃体、咽扁桃体和舌扁桃体
结构	
上皮	复层扁平上皮，上皮下陷形成隐窝
固有层	含大量弥散淋巴组织及淋巴小结
功能	参与免疫应答，构成机体的第一道重要防线

表 12-16 不同免疫器官的结构特点

名称	淋巴结	脾	胸腺	扁桃体
被膜	有	有，含少量平滑肌	有，薄	不完整，在基底部
小梁	有	有，含平滑肌	构成小叶间隔	无
实质	分皮质、髓质	分白髓、红髓及边缘区	分皮质、髓质	丰富淋巴组织
淋巴小结	有	有	无	有
窦	淋巴窦	血窦	无	无
其他特征	被膜上有输入淋巴管，门处有输出淋巴管	白髓分动脉周围淋巴鞘和脾小结	髓质内有胸腺小体	复层扁平上皮凹陷形成 10 ~ 20 个隐窝，其下层含大量淋巴细胞

机体内的特殊屏障结构

体内屏障有多种，细胞排列较致密，侧面连接较紧密，基膜结构很完整，
许多物质难通透，维护局部微环境。

表 12-17　机体的几种屏障结构及其作用

屏障结构	基本组成	意义
血 - 脑脊液屏障	由脉络丛上皮和脉络丛毛细血管内皮共同形成的结构	具有保持脑脊液成分稳定的作用
血 - 胸腺屏障	胸腺皮质内的毛细血管（内皮、基膜）及其周围结构（血液周隙、上皮基膜、上皮细胞突起）具有独特的屏障作用	维持胸腺内环境稳定，保证胸腺细胞正常发育
血 - 房水屏障	存在于血液与房水之间的屏障，由有孔毛细血管内皮、基膜、睫状突内的少量结缔组织、睫状体两层上皮之间的紧密连接及其内、外基膜构成	
血 - 视网膜屏障	色素上皮细胞排列紧密，细胞之间有连接复合体，构成血液与视网膜之间的屏障	
血 - 睾屏障	即生精小管屏障，由血管内皮及其基膜，少量结缔组织，生精上皮基膜和相邻支持细胞侧面的紧密连接组成	可阻止某些物质进出生精上皮，形成并维持有利于精子生成的微环境
气 - 血屏障	由肺泡表面液体层、I 型肺泡细胞与基膜、薄层结缔组织、内皮基膜和毛细血管内皮组成	很薄，有利于肺泡与血液间的气体交换
胎盘屏障	早期由绒毛内毛细血管内皮细胞及其基膜、绒毛结缔组织、细胞滋养层基膜和上皮、合体滋养层组成，后期仅由绒毛内的毛细血管内皮、基膜和合体滋养层组成	有利于胎儿与母体间进行物质变换，并可阻止大分子物质，特别是有害物质等通过

第十三章　内分泌系统

一、内分泌系统概况

内分泌

内分泌分腺和组，分泌物质称激素。散在内分泌组织，胰岛卵巢和睾丸。
细胞集中组成腺，血管丰富无导管。细胞排列成多样，索团网状滤泡状。
激素直接排入血，调节生长与代谢。垂体甲状肾上腺，胸腺松果甲旁腺。

表 13-1　内分泌腺与外分泌腺的比较

	外分泌腺	内分泌腺
导管	有	无
分泌部	有腺泡及腺泡腔	无腺泡腔（少数可能有）
腺细胞排列	排成管状或泡状	排列成索状、网状和团块，或滤泡状
腺体内毛细血管	较丰富	十分丰富
分泌物排出途径	排入体表或器官腔内	直接排入血液或组织液
分泌物及作用	液体，发挥排泄、消化等作用	激素，起调节作用

表 13-2　内分泌器官的结构特点及主要功能

内分泌器官	主要结构特点	主要生理功能
垂体	腺垂体	
	嗜酸性细胞	分泌 GH，PRL
	嗜碱性细胞	分泌 TSH，LH，FSH，ACTH
	嫌色细胞	不明
	神经垂体	
	无髓神经纤维、赫令体	运输、储存和分泌 ADH 及缩宫素
	垂体细胞	支持和营养
甲状腺	滤泡上皮细胞	产生甲状腺素
	胶状物	
	滤泡旁细胞	含降钙素
肾上腺	皮质	
	球状带细胞	分泌盐皮质激素
	束状带细胞	分泌糖皮质激素
	网状带细胞	分泌性激素
	髓质	
	嗜铬细胞	含肾上腺素和去甲肾上腺素

激素的化学分类

激素种类实在多，分类方法也不少。简要分为两大类，类固醇类含氮类。

含氮激素多水溶，经膜受体起作用；类固醇类脂溶性，透膜入核表基因，

此类激素比较少，只有盐糖雄雌孕。

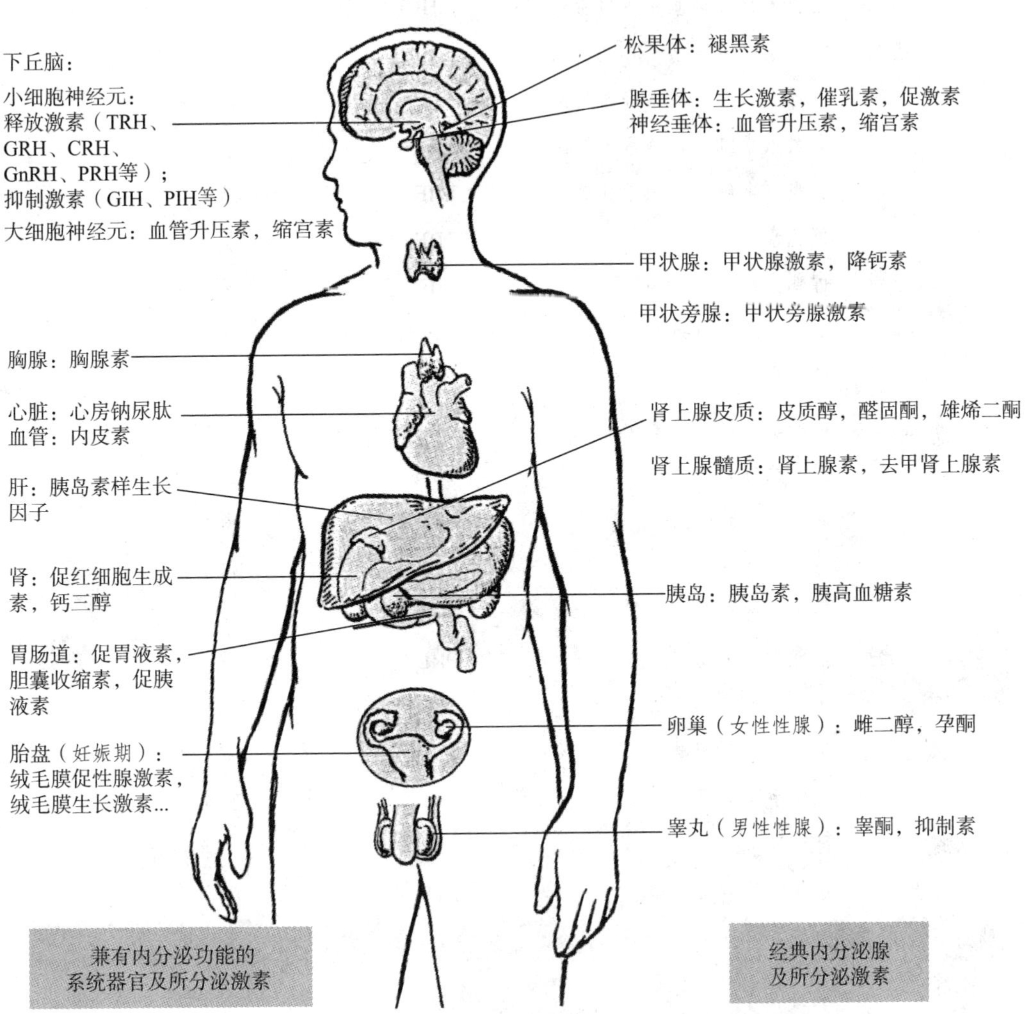

图 13-1　内分泌系统的组成与主要激素

表 13-3　主要激素及其化学性质（供自学参考）

主要来源	激素	英文缩写	化学性质
下丘脑	促甲状腺激素释放激素	TRH	三肽
	促性腺激素释放激素	GnRH	十肽
	生长素释放抑制激素（生长抑素）	GHRIH	十四肽
	生长素释放激素	GHRH	四十四肽
	促肾上腺皮质激素释放激素	CRH	四十一肽
	促黑（素细胞）激素释放因子	MRF	肽
	促黑（素细胞）激素释放抑制因子	MIF	肽
	催乳素释放因子	PRF	肽
	催乳素释放抑制因子	PIF	多巴胺（？）
	血管升压素（抗利尿激素）	VP（ADH）	九肽
	催产素	OXT	九肽
腺垂体	促肾上腺皮质激素	ACTH	三十九肽
	促甲状腺激素	TSH	糖蛋白
	促卵泡激素	FSH	糖蛋白
	黄体生成素	LH	糖蛋白
	促黑（素细胞）激素	β-MSH	十八肽
	催乳素	PRL	蛋白质
	生长素	GH	蛋白质
甲状腺	甲状腺素（四碘甲腺原氨酸）	T_4	胺类
	三碘甲腺原氨酸	T_3	胺类
甲状腺 C 细胞	降钙素	CT	三十二肽
甲状旁腺	甲状旁腺激素	PTH	蛋白质
胰岛	胰岛素		蛋白质
肾上腺			
皮质	糖皮质激素（如皮质醇）		类固醇
	盐皮质激素（如醛固酮）		类固醇
髓质	肾上腺素	E	胺类
	去甲肾上腺素	NE	胺类
睾丸			
间质细胞	睾酮		类固醇
支持细胞	抑制素（卵巢也可产生）		糖蛋白

续表

主要来源	激素	英文缩写	化学性质
卵巢、胎盘	雌二醇	E_2	类固醇
	雌三醇	E_3	类固醇
	孕酮	P	类固醇
	人绒毛膜促性腺激素	hCG	糖蛋白
消化道、脑	胃泌素		十七肽
	胆囊收缩素 - 促胰酶素	CCK-PZ	三十三肽
	促胰液素		二十一肽、二十三肽
心房	心房钠尿肽	ANP	二十一肽、二十三肽
松果体	褪黑素	MT	胺类
胸腺	胸腺激素		胺类
各种组织	前列腺素	PG	脂肪酸衍生物
肾	1,25 二羟维生素 D_3	$1,25\text{-}(OH)_2\text{-}VD_3$	固醇类

含氮激素分泌细胞

此类细胞分布广，合成分泌含氮物，高尔基体很发达，粗面内质网丰富，线粒体嵴呈板状，脂滴较少有颗粒。

类固醇激素分泌细胞

此类细胞较局限，肾上皮质性腺中，高尔基体比较大，滑面内质网丰富，线粒体嵴呈管状，脂滴较多无颗粒。

表 13-4　含氮激素分泌细胞与类固醇激素分泌细胞之比较

	含氮激素分泌细胞	类固醇激素分泌细胞
超微结构特点		
粗面内质网	丰富	较少
滑面内质网	少	丰富
高尔基复合体	发达	位于胞核旁，较大
线粒体	板状嵴	管状嵴
脂滴	少	多
分泌颗粒	有	无
细胞来源	内胚层和外胚层	中胚层
细胞分布	绝大部分的内分泌细胞	肾上腺皮质和性腺
激素的化学性质	氨基酸衍生物，肽类和蛋白质类，均含有氮原子	类固醇（胆固醇的衍生物）
激素的受体	位于靶细胞膜上	位于靶细胞质内

二、下丘脑-垂体系统

垂体虽小功效大，腺与神经两部分。下丘脑，脑垂体，结构功能联系紧。

表 13-5 下丘脑与垂体的关系

	下丘脑与神经垂体	下丘脑与腺垂体
下丘脑相关部位	视上核、室旁核神经元	下丘脑弓状核（各种神经内分泌细胞）
垂体相关部位	神经垂体（来自下丘脑神经纤维）	腺垂体（内分泌腺，分泌多种激素）
功能联系	二者是结构与功能的统一体，神经垂体只储存和释放下丘脑合成的血管升压素和缩宫素	下丘脑神经内分泌细胞产生的释放激素和释放抑制激素，经轴突输送到漏斗处，释放入初级毛细血管，经垂体门脉进入腺垂体，调节腺垂体内相应腺细胞的分泌活动

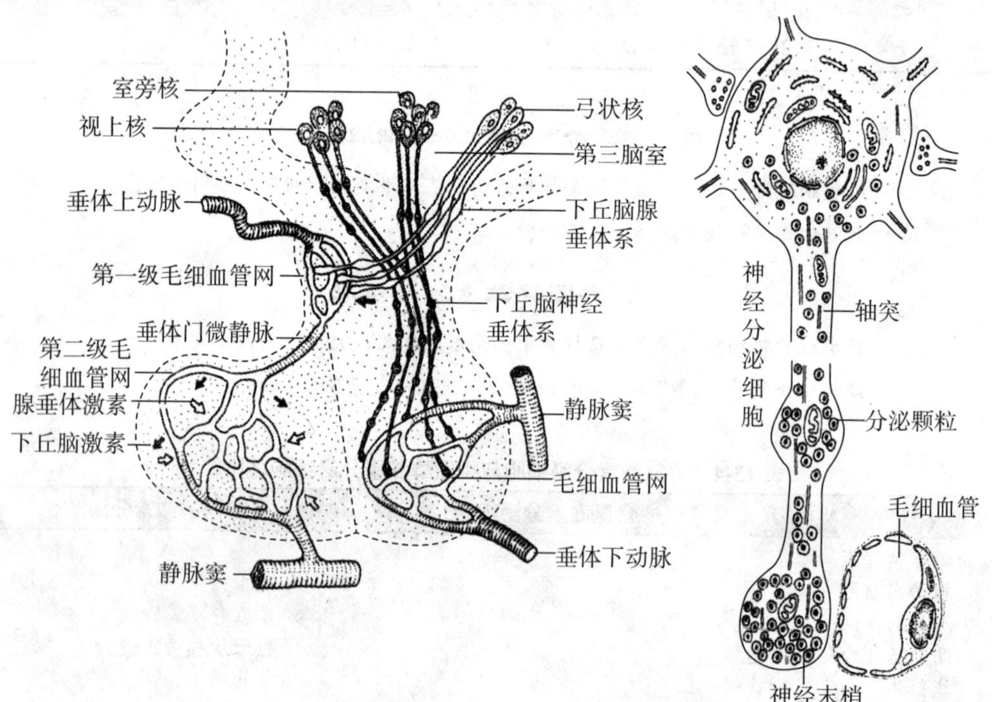

图 13-2 垂体的血管分布及其与下丘脑的关系

垂体门脉系统：垂体上动脉→第一级毛细血管网（神经部漏斗）→垂体微静脉（结节部）→第二级毛细血管网（远侧部）→垂体周围静脉窦

下丘脑与神经垂体的比较

下丘脑与腺垂体，垂体门脉相联系，下丘脑泌九激素，调节腺垂体分泌。
神经垂体系神经，下丘脑中有胞体，合成激素流轴浆，神经垂体贮和放。

表 13-6　腺垂体与神经垂体的比较

	腺垂体	神经垂体
胚胎发生	内胚层	外胚层
与下丘脑联系	垂体门静脉系统	下丘脑垂体束
内分泌细胞	有	无
功能	能合成、贮存、释放激素	不能合成激素，仅能贮存、分泌激素

下丘脑、腺垂体系统

经由垂体门静脉，直接运到腺垂体。调控腺垂体分泌，后者释放促激素，
甲状肾上和性腺，接受垂体来调节。生长催乳促黑素，也由腺垂体分泌。

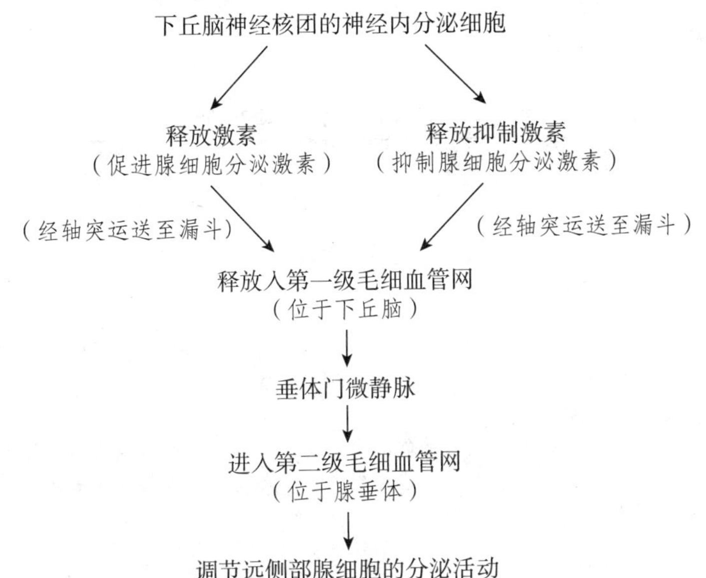

图 13-3　下丘脑与腺垂体的功能联系

表 13-7 下丘脑 - 腺垂体系统分泌的激素

（下丘脑）→ 下丘脑调节肽 →（腺垂体）→ 腺垂体激素 →		靶内分泌腺	→ 靶腺激素
促甲状腺素释放激素	促甲状腺素	甲状腺	甲状腺激素
促肾上腺皮质（激）素释放激素	促肾上腺皮质激素	肾上腺皮质	肾上腺糖皮质激素
促性腺（激）素释放激素	促性腺激素：卵泡刺激素，黄体生成素	性腺：男为睾丸，女为卵巢	雄激素，雌激素、孕激素
生长素释放激素 生长抑素	生长素		
催乳素释放因子 催乳素释放抑制因子	催乳素		
促黑（素细胞）激素释放因子 促黑（素细胞）激素释放抑制因子	促黑激素		

注释：①下丘脑 - 腺垂体 - 靶内分泌腺激素的作用有对应关系。
②下丘脑调节肽的名称基本上就是其作用。

腺垂体的结构与功能

腺垂体，分三部：远侧中间与结节。远侧部，居于前，三种细胞镜下见：
嗜色细胞嗜酸碱，嫌色细胞染色浅。嗜酸细胞大而圆，促进生长催乳腺。
嗜碱细胞数量少，分泌激素促他腺。

表 13-8 垂体的分布、结构及功能

分部	主要结构	功能
腺垂体		
远侧部（垂体前叶）	腺细胞具有含氮类激素分泌细胞的超微结构特点	
	①嗜酸性细胞	分泌生长素、催乳素
	②嗜碱性细胞	分泌促甲状腺激素、促肾上腺皮质激素、促性腺激素
	③嫌色细胞	可能形成嗜色细胞
中间部	由滤泡、嗜碱性细胞和嫌色细胞构成	嗜碱性细胞分泌黑素细胞刺激素
结节部	包围着神经垂体的漏斗，含纵行毛细血管和索状排列的腺细胞	此处的嗜碱性细胞分泌促性腺激素
神经垂体		
神经部	由无髓神经纤维和神经胶质构成，含毛细血管丰富	贮存和释放由下丘脑视上核、室旁核合成的抗利尿激素和催产素
漏斗		
正中隆起 漏斗柄	含神经纤维和血管	将神经垂体与下丘脑连接起来

三、甲状腺

二～四气管软骨前，峡将左右侧叶连。甲状腺内多小叶，甲状滤泡小叶内，
滤泡上皮单立方，滤泡腔内满胶质。分泌 T_4 和 T_3，统称甲状腺激素，
促进生长和代谢，多则亢进少则呆。泡旁细胞降钙素，功能降低血中钙。

表 13-9 甲状腺滤泡上皮细胞与滤泡旁细胞之比较

	甲状腺滤泡上皮细胞	甲状腺滤泡旁细胞
存在部位	位于甲状腺滤泡，参与构成滤泡壁	位于甲状腺滤泡之间或滤泡上皮细胞之间，但未达到滤泡腔
光镜结构	单层立方形，功能活跃时呈低柱状，安静时呈扁平状，细胞核圆形，位于中央	细胞稍大，HE 染色着色较淡，镀银切片见胞质中有黑色嗜银颗粒
电镜结构	胞质内有较发达的粗面内质网和较多线粒体，高尔基复合体位于核上区，顶部胞质内有电子密度中等、体积很小的分泌颗粒和低电子密度的胶质小泡	位于滤泡上皮中的滤泡旁细胞顶部，被相邻的滤泡上皮细胞覆盖
功能	合成和分泌甲状腺激素	合成和分泌降钙素

四、甲状旁腺

甲状旁腺主酸细[1]，主细胞泌甲旁素，甲状旁腺素升钙，嗜酸细胞数量少，
细胞功能不明了。

注释：[1] 甲状旁腺由主细胞和嗜酸性细胞组成。

表 13-10 甲状旁腺主细胞和嗜酸性细胞的结构与功能比较

	主细胞	嗜酸性细胞
数量	最多	青春期出现，随年龄增多
光镜结构		
形态	多边形	比主细胞大
细胞核	圆形居中	较小、染色深
细胞质	HE 染色着色浅	强嗜酸性
电镜结构		
粗面内质网	丰富	不发达
高尔基复合体	发达	不发达
分泌颗粒	丰富	无
线粒体	分布不均	丰富
功能	合成和分泌甲状旁腺素	功能不明

五、肾上腺概况

肾上腺在肾上方，就像帽子头上戴，左半月，右三角，共同包进筋膜内，
皮质三带球束网，球盐网性束泌糖，髓质细胞将铬嗜，同名激素它分泌。

肾上腺皮质

肾上皮质分三带，球带产盐围在外，束带泌糖位中层，网带两性内层埋。

表 13-11 肾上腺皮质的分层和细胞特点比较

分层	球状带	束状带	网状带
位置	被膜下方	皮质中间最厚的部分	皮质最内层
光镜			
细胞形态	较小，矮柱状或多边形	较大，多边形	较小，多边形
细胞核	小，染色深	较大，染色浅	小，染色深
细胞质	较少，含少量脂滴	含大量脂滴，HE 染色呈泡沫状	嗜酸性，含少量脂滴和较多脂褐素

肾上腺髓质

（1）

髓质体积一二成[1]，分泌激素有两种：肾上腺素强心肌，去甲肾上升血压。

注释：[1] 肾上腺髓质只占肾上腺体积的 10% ~ 20%。

（2）

髓质分泌两肾上，强心升压作用强。

表 13-12 肾上腺髓质细胞的结构及功能

项目	细胞特点
光镜	①细胞较大，呈多边形 ②细胞排列成索或团 ③ HE 染色：胞质染色较浅 ④含铬盐的固定液处理：胞质可见嗜铬颗粒，故又称为嗜铬细胞
电镜	胞质内含许多高电子密度的分泌颗粒
分类	①肾上腺素细胞：分泌肾上腺素 ②去甲肾上腺素细胞：分泌去甲肾上腺素

六、松果体

丘上观松果[1]，椭圆独一个，幼年时发达，7 岁渐萎缩，

分泌褪黑素，抑制性成熟。

注释：[1] 松果体位于后丘脑上方。

七、弥散神经内分泌系统

有些内分泌细胞，散在分布多器官，称为弥散内分泌，又称功器内分泌[1]，

功能器官主功能，还作兼职内分泌，自身活动能调节，其他活动也管理。

注释：[1] 指功能器官内分泌。

表 13-13　弥散神经内分泌系统

细胞名称	在体内的分布及作用
APUD 细胞	指能够摄取胺前体（氨基酸）经脱羧后产生胺的内分泌细胞，如消化道和呼吸道的内分泌细胞，许多 APUD 细胞还能产生肽类激素
具有内分泌功能的神经元	如下丘脑视上核、室旁核的神经内分泌细胞能合成和分泌血管升压素（抗利尿激素）和缩宫素，下丘脑内侧基底部的神经内分泌细胞能合成和分泌多种调节肽，调节腺垂体的内分泌活动

第十四章　消 化 管

消化系统的组成

消化系统分两类：消化管与消化腺。消化管，长又长，起始口腔咽食管，胃与小肠和结肠，还有直肠和肛管。消化腺有唾液腺，肝胰胃肠小腺体。

表 14-1　消化系统的组成

分类	器官
消化道	
上消化道	口、咽、食管、胃、十二指肠
下消化道	空肠、回肠、盲肠、结肠、直肠、肛管
消化腺	口腔腺（腮腺、舌下腺、下颌下腺）、肝（包括胆囊）、胰、胃肠小腺体

一、消化管壁的结构

消化管壁一般结构层次

（1）

消化管壁四层构：黏膜黏下肌外膜。黏膜又可分三层：上皮固有黏膜肌。

（2）

黏膜表层为上皮，胃肠柱状可分泌，余呈鳞状耐摩擦，下是固有黏膜肌，黏膜下层松结缔，血管淋巴神经集，肌层多是平滑肌，舒缩蠕动推食糜。外膜薄滑称浆膜，结缔表面称间皮。

表 14-2　消化管壁的一般结构

结构分层	主要结构
黏膜	①上皮：消化管两端为复层扁平上皮，以保护功能为主；其余部分为单层柱状上皮，以消化吸收功能为主 ②固有层：为疏松结缔组织，细胞成分较多，有丰富的毛细血管、毛细淋巴管和腺体 ③黏膜肌层：为薄层平滑肌
黏膜下层	较致密结缔组织，含较大的血管、淋巴管和黏膜下神经丛
肌层	一般为平滑肌，多为内环层、外纵层，其间有肌间神经丛
外膜	由结缔组织构成者称为纤维膜，由结缔组织与间皮构成者称为浆膜

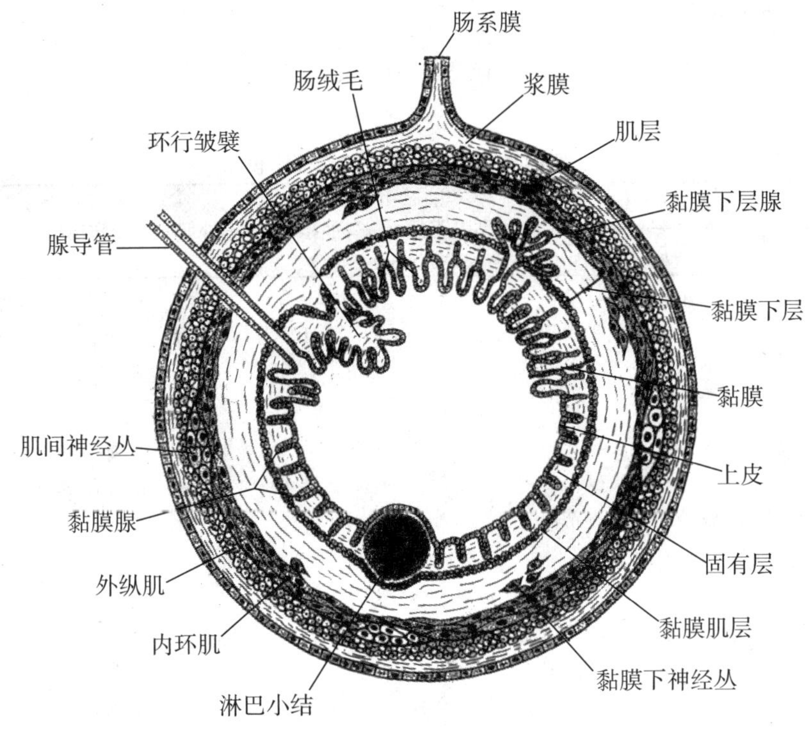

图 14-1　消化管一般结构模式图

消化管壁自内向外一般分为黏膜、黏膜下层、肌层和外膜四层

二、舌

舌乳头

舌乳头，有定义，舌背黏膜小突起。丝状乳头遍舌背，感受触觉较敏锐，菌状侧尖轮廓后，数量不多能感味。

表 14-3　舌乳头的种类和特征

	丝状乳头	菌状乳头	轮廓乳头
数量	最多	较少	十余个
分布	舌背	散在于舌尖和舌缘	舌界沟前方
外形	圆锥状	蘑菇状	较大，顶部平坦，周围的黏膜凹陷形成环沟
组成			
复层扁平上皮	有角化	未角化	未角化
固有层	有固有层	有固有层	固有层中有味腺
味觉感受器	无	上皮中有少量味蕾	上皮内的味蕾较多

三、胃肠道

食管胃和大小肠，胃肠各段有特征。

表 14-4 胃肠道各段的特征比较

部位	黏膜			黏膜下层	肌层	外膜	特殊结构	功能
	上皮	固有层	黏膜肌层					
食管	未角化的复层扁平上皮	结缔组织，在食管上端和下端含少量黏液性腺	一层纵行平滑肌	疏松结缔组织，含食管腺	上 1/3 为骨骼肌，下 1/3 为平滑肌，中 1/3 二者混合	纤维膜	腔面形成纵行皱襞	输送食物到胃
胃	单层柱状上皮，由表面黏液细胞组成	含胃腺，由壁细胞、主细胞等组成	内环、外纵两薄层平滑肌	含较粗的血管、淋巴管和神经	内斜、中环、外纵三层平滑肌	浆膜	有胃小凹，腔面形成纵行皱襞	贮存食物，初步消化和吸收
小肠	单层柱状上皮，由吸收细胞、杯状细胞等组成	含小肠腺，由吸收细胞、杯状细胞、潘氏细胞等组成	内环、外纵两薄层平滑肌	在十二指肠，含十二指肠腺。其他节段无腺体	内环、外纵两层平滑肌	大多为浆膜	有肠绒毛，潘氏细胞是小肠的特征细胞，杯状细胞和淋巴组织逐渐增多，皱襞为环行	消化和吸收的主要部位
大肠	单层柱状上皮，由吸收细胞、杯状细胞等组成	含大肠腺，由吸收细胞、杯状细胞等组成	内环、外纵两薄层平滑肌	含小血管、淋巴管，可有成群脂肪细胞	内环、外纵两层平滑肌，内层局部增厚形成结肠袋，外层局部增厚形成结肠带	大多为浆膜	无绒毛，无潘氏细胞，有半月形或横行皱襞，含丰富的杯状细胞和淋巴组织	吸收水分和电解质，形成粪便

胃的腺体

胃黏膜含三腺体：胃底贲门幽门腺。分泌胃液在胃底，胃底腺分颈体底。
该腺含有五种 C，主 C 量多产酶原，壁 C 量少产盐酸，颈黏液 C 泌黏液。
干细胞不断分化，内分泌 C 调分泌。

胃底腺细胞名称及功能

胃底腺 C 一语断：主蛋酶原壁盐酸。

表 14-5 胃底腺中的腺细胞

细胞类型	分布	光镜特点	电镜特点	功能
壁细胞	腺的各部，颈部较多	圆形或锥体形，核圆居中，有双核，胞质染色嗜酸性	有细胞内分泌小管，有许多滑面内质网、线粒体和高尔基复合体	合成和分泌盐酸及内因子（糖蛋白）
主细胞	腺的体部和底部	数量最多，柱状，核圆形靠近细胞基部，胞质顶部有酶原颗粒，基部呈腔嗜碱性	基部有丰富的粗面内质网，核上区有高尔基复合体，细胞顶部有酶原颗粒	合成和分泌胃蛋白酶原
颈黏液细胞	腺的颈部，数量少	柱状或烧瓶状，核扁圆形位于细胞基部	胞质内有黏原颗粒	分泌黏液
干细胞	腺的颈部，数量少	不易辨认	放射自显影术显示活跃摄取胸腺嘧啶核苷	增殖分化产生腺的各种细胞
内分泌细胞	ECL 细胞 D 细胞	显示需特殊染色		分泌组胺 分泌生长抑素

主细胞的结构与功能

胃酶细胞数量多，位于胃底腺体底。别称亦为主细胞，柱状形态多呈现。
胞质它呈强嗜碱，H E 染色显深蓝。分泌蛋白的特点，牢牢记住下两点。
大量粗面内质网，高尔基器也多见。蛋白酶原它分泌，酶原激活显效力。

壁细胞的结构与功能

泌酸细胞体积大，腺颈体部可见它。别称亦为壁细胞，胞体圆形锥体形。
圆形胞核一两个，胞质呈现强嗜酸。细胞内分泌小管，还有微管泡系统，
另外丰富线粒体，均是其电镜特点。合成和分泌盐酸，是其主要的功能。
还可分泌内因子，保证 Vit B_{12} 吸收。

小肠黏膜形态和微细结构特点

始段之下有环襞，远端低疏近高密；黏膜上皮固有层，指状突起绒毛称；
固有层中有肠腺，肠腺绒毛上皮连，柱状细胞帕氏杯，主要分泌消化酶；
固有层内有防护，淋巴组织广分布，空肠滤泡较孤立，回肠滤泡多密集。

表 14-6 小肠三段的区别

项目	十二指肠	空肠	回肠
绒毛形状	叶状	指状	短锥形
杯状细胞	最少	较多	最多
十二指肠腺	有（开口于小肠腺底部）	无	无
淋巴小结	少，为孤立淋巴小结	渐多，为孤立淋巴小结	集合淋巴小结

小肠黏膜上皮细胞

小肠上皮四细胞，结构功能各不同。吸收细胞量最大，游离面有微绒毛，
增加吸收表面积，吸收功能要靠它；杯状细胞泌黏液；分裂分化干细胞。

表 14-7 小肠黏膜上皮细胞的类型、分布、形态及功能

细胞类型	数量分布	形态结构特点	功能
吸收细胞	数量最多	呈高柱状，细胞游离面可见纹状缘（微绒毛），表面有细胞衣，胞质内有丰富的滑面内质网和高尔基复合体，相邻细胞间有紧密连接	消化吸收，参与释放sIgA，分泌肠致活酶
杯状细胞	散在于吸收细胞间，数量逐渐增多	胞质内有黏原颗粒	分泌黏液，有润滑和保护作用
内分泌细胞	种类很多	需特殊染色显示	分泌多种激素，调节消化吸收
潘氏细胞	位于腺底部	细胞呈锥体形，胞质顶部充满粗大嗜酸性颗粒，内含溶菌酶等，是小肠腺的特征性细胞	具有一定的杀菌作用，分泌溶酶
干细胞	位于小肠腺下半部，散在于其他细胞之间	胞体小，呈柱状，不易辨认	可分化为上述四种细胞

表 14-8 胃底腺、小肠腺、大肠腺的细胞组成及功能

	胃底腺	小肠腺	大肠腺
部位	胃底、胃体固有层	小肠固有层	大肠固有层
组成	主细胞、壁细胞、颈黏液细胞、内分泌细胞、干细胞	吸收细胞、杯状细胞、潘氏细胞、内分泌细胞、干细胞	吸收细胞、杯状细胞、内分泌细胞、干细胞
功能	分泌胃蛋白酶原、盐酸、内因子，分泌酸性黏液，分泌胃肠激素	参与食物消化吸收，分泌黏液；分泌防御素、溶菌酶，调节肠道菌群平衡；分泌胃肠激素	分泌黏液，保护黏膜；分泌胃肠激素

胃肠内分泌细胞

胃肠内分泌细胞，分泌激素胃肠肽，调节消化道运动，调节消化腺分泌，
营养消化道组织，促进组织的生长，其他激素的释放，胃肠激素也能管。

表 14-9 主要的胃肠内分泌细胞

细胞名称	分布部位		分泌物	主要作用
	胃	肠		
D	大部	小肠、结肠	生长抑素	抑制其他内分泌细胞和壁细胞
EC	大部	小肠、结肠	5- 羟色胺	促进胃肠运动、舒张血管
			P 物质	促进胃肠运动、胃液分泌
ECL	胃底腺		组胺	促进胃酸分泌
G	幽门部	十二指肠	胃泌素	促进胃酸分泌、黏膜细胞增殖
I		十二指肠、空肠	缩胆囊素	促进胰酶分泌、胆囊收缩
K		空肠、回肠	抑胃肽	促进胰岛素分泌、抑制胃酸分泌
Mo		空肠、回肠	胃动素	参与控制胃肠的收缩节律
N		回肠	神经降压素	抑制胃酸分泌和胃运动
PP	大部	小肠、结肠	胰多肽	抑制胰酶分泌、松弛胆囊
S		十二指肠、空肠	促胰液素	促进胰导管分泌水和 HCO_3^-

第十五章　消 化 腺

一、唾液腺

大唾液腺的一般结构

结缔组织构被膜，伸入实质隔小叶。实质构成两部分：唾液腺泡和导管。腺泡分泌消化液，导管助液来分泌。腺泡类型有三种，浆液黏液混合型。

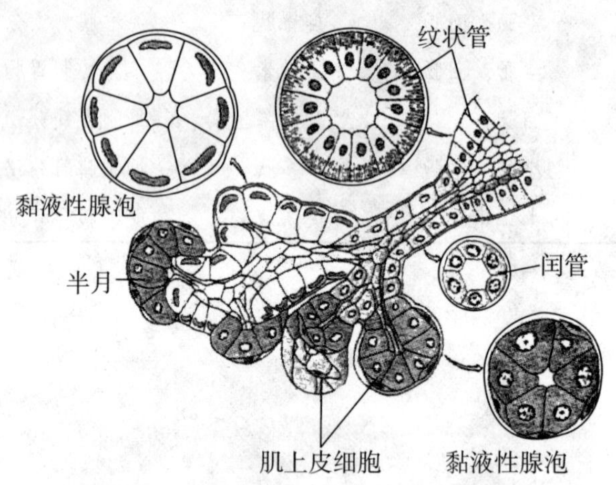

图 15-1　唾液腺腺泡和导管结构模式图

表 15-1　唾液腺腺泡的类型

结构	浆液性腺泡	黏液性腺泡	混合性腺泡
腺细胞类型	浆液性腺细胞	黏液性腺细胞	两者均有
细胞特点	胞核圆形，位于基部，胞质顶部含嗜酸性分泌颗粒	胞核扁圆形，紧贴基部，胞质顶部含黏原颗粒	浆液细胞常位于腺泡末端，形成半月
分泌物	稀薄的含酶液体	较黏稠的含黏蛋白液体	

三大唾液腺

腮颌舌下腺三对，浆液泡泌淀粉酶，黏液泡产黏稠液，消化润食共发挥。

表 15-2 三大唾液腺的特征

名称	腺泡类型	闰管	纹状管	分泌物性质及分泌量
腮腺	纯浆液性	长	较短	含唾液淀粉酶多，黏液少，约占唾液总量的 25%
下颌下腺	混合性腺。浆液性腺泡多，黏液性和混合性腺泡少	短	发达	含唾液淀粉酶少，黏液多，约占唾液总量的 70%
舌下腺	混合性腺。以黏液性腺泡为主，多见混合性腺泡	无	较短	黏液为主，约占唾液总量的 5%

二、胰腺

胰腺的分部

胰腺重要消化腺，包含内外分泌部，外分泌部泌胰液，内分泌部泌激素。

胰腺外分泌部

外分泌部浆液腺，泡心细胞特色占。分泌颗粒是酶原，不具活性劲头攒。

一旦激活各酶原，物质分解事不难。

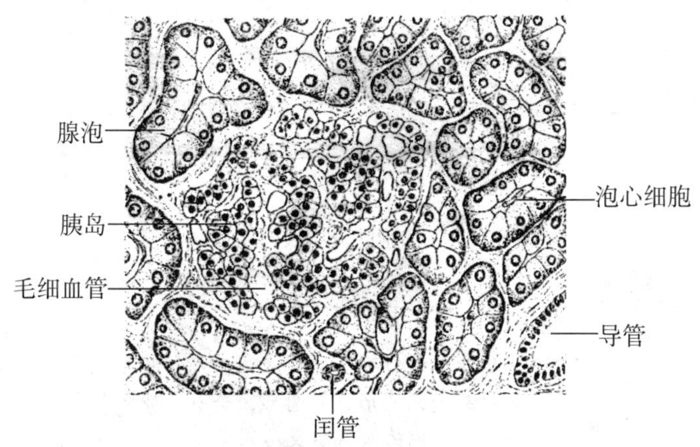

图 15-2 胰腺的微细构造

表 15-3 胰腺外分泌部的结构和功能

分部	结构	功能
腺泡	由一层锥体形浆液性腺细胞围成（属于纯浆液性腺泡），腺细胞核圆形，位于细胞基部，基部胞质嗜碱性，顶部胞质中有酶原颗粒，内含多种消化酶；粗面内质网及高尔基复合体均发达；腺泡腔内可见数个扁平或立方形、着色淡的泡心细胞	分泌胰液，主要含有多种消化酶，是消化道中最重要的消化液
导管		
闰管	较长，由单层扁平上皮构成，一端伸入腺泡腔形成泡心细胞，另一端汇入小叶内导管	
小叶内导管	一端连闰管，另一端汇入小叶间导管（无纹状管）	分泌胰液，主要含有
小叶间导管	一端连小叶内导管，另一端汇入主导管	大量水和电解质，如
主导管	单层柱状上皮，夹有杯状细胞，开口于十二指肠乳头	HCO_3^-、Cl^- 等

胰腺内分泌部——胰岛

胰岛虽少产激素，生理平衡作用显。A 细胞产高糖素，升高血糖肩上担。

B 细胞产胰岛素，降低血糖冲在前。为啥不叫低糖素，百分比中它占先。

D 细胞产抑制素，调节作用不示软。PP 细胞数很少，胰多肽却抑制坚。

胰岛细胞

胰腺功能不简单，内外分泌都齐全。内泌细胞有四种：高血糖素 A 细胞，

B 细胞泌胰岛素，生长抑素 D 细胞，D 细胞调 A 和 B，PP 细胞胰多肽。

表 15-4 胰岛细胞的分类及其分泌的物质

细胞名称	别称及数量	结构特点及分布	功能
A 细胞	又称为甲细胞，约占胰岛细胞总数的 20%	细胞体积较大，多分布在胰岛周边部电镜下，细胞的分泌颗粒较大，圆形或卵圆形，含有偏于一侧的致密芯及芯周晕	分泌胰高血糖素，通过促进肝糖原分解为葡萄糖和抑制糖原合成，使血糖浓度升高
B 细胞	又称为乙细胞，占胰岛细胞总数的 70%	细胞较小，多位于胰岛的中央部。电镜下，分泌颗粒大小不等，有一至数个杆状或不规则的结晶小体	分泌胰岛素，主要促进肝细胞、脂肪细胞等细胞吸收血液内的葡萄糖，合成糖原或转化为脂肪贮存，使血糖降低
D 细胞	又称为丁细胞，占胰岛细胞总数的 5%	与 A、B 细胞之间有缝隙连接	分泌生长抑素，抑制 A 细胞、B 细胞或 PP 细胞的分泌活动
PP 细胞	数量很少	细胞的分泌颗粒较小，内含胰多肽	分泌胰多肽，具有抑制胃肠运动、胰液分泌以及胆囊收缩的作用

肝的结构与功能

（1）

肝不仅是消化腺，物质代谢加御防。胚胎时期也作用，造血功能不能忘。
肝小叶是化工厂，中央静脉有视窗。动静脉血流入畅，汇小叶下静脉腔。
肝板血窦胆小管，围绕中央静脉航。肝板来自细胞墙，有孔允许血窦畅。
细胞功能特丰富，细胞器的职责强。血窦内皮有孔型，隙大无基通透棒。
巨噬细胞数量多，吞噬作用属它能。Diss 隙称窦周隙，物质交换空间朗。
微绒毛在血浆中，扩大面积转运忙。贮脂细胞周隙藏，贮 VA 产基质忙。
肝细胞膜作用多，胆小管壁它做墙。小叶间的门管区，动静脉与胆管傍。
周边血流向中央，胆汁中央流周旁。胆囊胆管结构同，黏膜肌层外膜样。

（2）

肝是最大消化腺，分泌胆汁消脂肪。组织结构两部分，肝小叶和门管区。
功能单位肝小叶，中央静脉连肝板，肝板之间肝血窦，肝细胞间胆小管，
窦周隙位窦胞间[1]，狭窄间隙电镜见[2]，微绒毛入窦周隙，利于物质之交换。
门管区内三结构，小叶间动静胆管[3]。肝细胞分泌胆汁，顺着胆道排入肠。

注释：[1] 窦周隙位于肝血窦与肝细胞之间。

[2] 窦周隙仅 0.4μm，在电镜下才能看到。

[3] 小叶间动脉、小叶间静脉、小叶间胆管。

肝小叶

（1）

肝小叶，棱柱状，结缔组织外包装，结构立体肝细胞，中央静脉贯中央。
肝细胞排成肝板，围绕静脉辐射状。肝板切面称肝索，肝索分支连成网。
网隙之中有肝窦，毛细胆管板内藏。

（2）

多边柱形肝小叶，肝板肝窦中央 V。肝板胞索是肝 C，多边形态连紧密。
板内凹成胆小管，板间血窦有吞噬。叶间 AV 与胆管，肝门管区三分支。
产储蛋白脂糖原，解毒防御泌胆汁。

表 15-5 肝的基本结构单位——肝小叶的结构与功能

肝小叶主要成分	结构特点	功能
肝板（肝索）	由肝细胞单行排列成板状，以中央静脉为中心呈放射状排列。肝细胞内各种细胞器丰富	肝细胞能合成胆汁，参与多种代谢，还具有生物转化、解毒等功能
中央静脉	位于肝小叶中央，管壁由内皮和少量结缔组织构成，无平滑肌，管壁上有许多血窦的开口	将肝细胞的代谢产物运出肝小叶

续表

肝小叶主要成分	结构特点	功能
肝血窦	位于肝板之间，腔大而不规则，血窦内皮有孔，内皮细胞间隙大，内皮外无基膜，血窦腔内含 NK 细胞和巨噬细胞	①肝细胞有较大的面积与血液接触，进行物质交换 ②肝细胞可较快地从血液中摄取有害物质进行生物转化或解毒 ③血窦内巨噬细胞可及时处理进入肝中的异物和细菌
窦周隙	位于肝细胞与血窦内皮之间，血浆透过内皮进入窦周隙，肝细胞的血窦面有大量微绒毛伸入窦周隙，窦周隙内有少量网状纤维和贮脂细胞	
胆小管	肝板内相邻肝细胞之间局部细胞膜凹陷形成的微细管道，在肝板内连接成网	将肝细胞合成的胆汁及时运出肝小叶

肝细胞

肝细胞，多边形，体积较大排列紧。胞核圆形位中央，镜观核仁较明显。

胞质遍布线粒体，溶酶体和高尔基。糖原脂滴营养物，细胞质里有储存。

另有胆汁葡萄糖，肝 C 能够双向泌。

表 15-6 肝细胞的结构特点及其与功能的联系

结构	特点	与其功能之间的联系
细胞核	核大而圆，核膜清楚，核仁一至数个，部分肝细胞有双核或多核	表明肝细胞功能活跃，再生能力强
细胞质	细胞质多，含有糖原、脂滴等，内含物发达	表明肝细胞代谢活跃
细胞器	①粗面内质网丰富	与合成血浆白蛋白、纤维蛋白原、凝血酶原、脂蛋白有关
	②滑面内质网发达	与胆汁合成，胆红素、脂类、激素的代谢和生物转化有关
	③高尔基复合体发达	参与蛋白质的组装与排出以及胆汁的排泌活动
	④微体较多	能清除代谢产生的过氧化氢
细胞膜	肝细胞体积大，细胞膜面积大，有 3 种不同的功能面	血窦面有利于肝细胞与血液进行物质变换，胆小管面有利于肝细胞排出所合成的胆汁，细胞连接面可防止胆汁溢入窦周隙

肝血窦

毛细血管肝内走，肝板之间为血窦，库普弗 C 散腔内，内皮细胞窦壁构，

肝血窦内充满血，血液来自小叶周[1]，动门血液在此混，中央静脉汇其流。

注释：[1] 肝血窦内的血液从肝小叶外周流向中央。

表 15-7 肝血窦和窦周隙中几种细胞的结构和功能

细胞名称	位置	结构	功能
肝血窦内皮细胞	肝血窦壁	有大量内皮窗孔，无隔膜；细胞间隙大，内皮外无基膜	通透性高
贮脂细胞	窦周隙内	细胞质内含有许多大脂滴	贮存维生素A，产生细胞外基质
肝巨噬细胞（库普弗细胞）	肝血窦内，附着于内皮细胞上	形态不规则，胞质嗜酸性。电镜可见表面有大量皱褶和微绒毛，胞质内有发达的溶酶体，常见吞噬体或吞饮泡	属单核吞噬细胞系统，可清除异物、衰老的血细胞和监视肿瘤细胞等
大颗粒淋巴细胞	肝血窦内，附着于内皮细胞或肝巨噬细胞上	核呈肾形，偏位，胞质内有较多溶酶体	能溶解和杀伤肿瘤细胞等

胆小管

胆小管，细无比，肝细胞膜作管壁，中央静脉附近起，辐射向外行板里。

小管胆汁源何处？肝中细胞来分泌。小管胆汁去何方？小叶间（胆）管为中继。

肝门管区三管道区别

门管区内三管含：单立上皮叶间胆，圆小壁厚叶间动，叶间静脉则相反。

肝血液循环

（1）

肝固有动叶间动，是为肝脏营养供，肝门静脉叶间静，则为肝脏任务送，

两路汇流于肝窦，中央叶下肝腔通。

（2）

动静分入小叶间，肝窦中央叶下肝。

胆汁产生及排出途径

（1）

肝细胞，生胆汁，胆汁排入胆小管。胆小管汇入肝管，左右肝管入肝总，

肝总囊管入胆总，经乳头入十二肠。平时机体未进食，胆汁储存在胆囊，

进食胆囊壁收缩，排出胆汁到小肠。

（2）

肝细胞，产胆汁，经管入肠不回返；毛细叶间左右肝，总肝囊管总胆管。

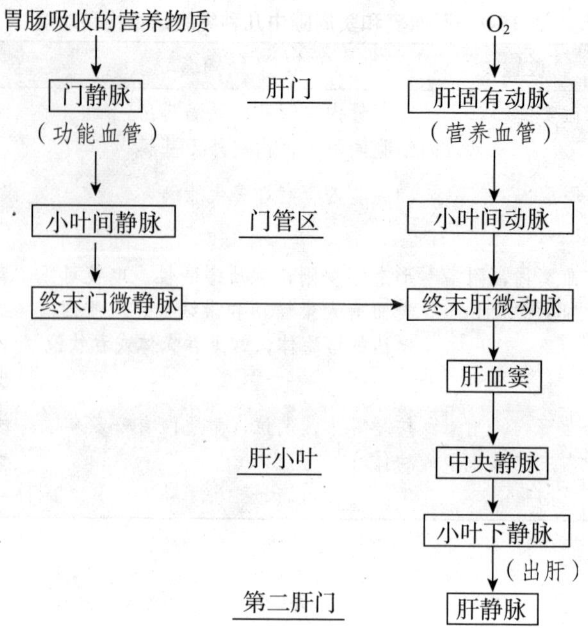

图 15-3　肝血液循环

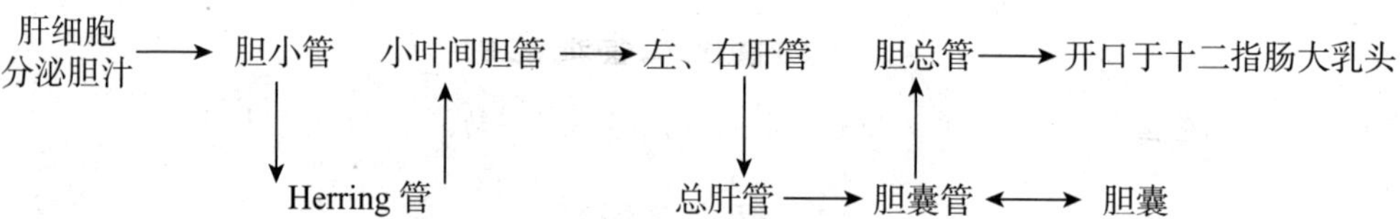

图 15-4　胆汁的分泌与排泄途径

第十六章　呼吸系统

一、呼吸系统的组成与功能

呼吸系统道和肺，上呼吸道鼻咽喉。气支气管下呼道，换气部位在肺泡，吸入氧气排碳气，呼吸功能很重要。

表 16-1　呼吸系统的组成与功能

分部	组成	主要功能
呼吸道	上呼吸道：鼻、咽、喉 下呼吸道：气管、支气管	气体进出肺的通道
呼吸器官	肺	气体交换的部位

呼吸道的功能

呼吸道的功能多，传递气体最重要，加温湿润吸入气，过滤清除细尘埃，咳嗽喷嚏排异物，减少刺激保肺安，支管末梢连肺泡，能与气体来交换。

表 16-2　呼吸道的功能

功能	说明
传送气体功能	气体进出肺的必由之路
气体交换功能	支气管分支的最末几级能进行气体交换
保护功能	参与咳嗽、喷嚏反射等，可将异物排出体外
加温、湿润作用	呼吸道黏膜有丰富的血液，能加温、湿润吸入的气体以保护肺组织
过滤、清洁作用	空气中的尘埃微粒可被鼻毛、呼吸道纤毛和黏液阻挡，巨噬细胞能吞噬吸入的细菌和颗粒等

二、鼻

鼻的分部

前庭鼻毛挡尘埃，呼吸部可暖空气。血管丰富黏膜红，混合腺体可分泌。嗅部上皮呈淡黄，传导嗅觉是嗅 C。

表 16-3 鼻黏膜的结构特点

分部	鼻黏膜的结构特点
前庭部	①上皮为复层扁平上皮，外鼻孔处为角化上皮，其余为未角化上皮 ②固有层为致密结缔组织．近外鼻孔的黏膜含鼻毛和皮脂腺
呼吸部	①上皮为假复层纤毛柱状上皮，杯状细胞多 ②固有层为疏松结缔组织，内有混合性鼻腺，并有丰富的静脉丛和淋巴组织
嗅部	①上皮为假复层柱状上皮，无纤毛细胞和杯状细胞 ②固有层为薄层结缔组织，有浆液性嗅腺，分泌浆液，溶解空气中的化学物质，刺激嗅毛
支持细胞	细胞呈高柱状，顶部宽大，基部较细，游离面有许多微绒毛，核卵圆形位于细胞上部，胞质内含有黄色色素颗粒。支持细胞分隔嗅细胞，使每个嗅细胞为一个功能单位，两者之间可形成连接复合体，起支持和保护嗅细胞的作用
基细胞	细胞呈圆形或锥形，位于上皮深部。细胞有细小突起，位于上皮内其他细胞之间。基细胞有分裂和分化能力，能分化为支持细胞和嗅细胞
嗅细胞	细胞呈梭形，是一种双极神经元，是唯一存在于上皮内的感觉神经元。顶部的树突末端膨大呈球状的嗅泡，从嗅泡伸出 10 ～ 30 根较长嗅毛。胞体基部轴突形成无髓神经纤维，组成嗅神经

三、气管和支气管

气管和主支气管壁的微细结构

呼吸管壁分三层：黏膜黏下和外膜。黏膜又分两薄层：黏膜上皮固有层。

黏膜上皮假复层，杯状细胞泌黏液，固有层内浆细胞，分泌抗体防御用。

黏膜下层最疏松，腺体生长较旺盛；外膜结缔组织中，透明软骨作支撑。

表 16-4 气管的结构与功能

管壁分层（由内向外）	结构	功能
黏膜层		
上皮	假复层纤毛柱状上皮，由纤毛细胞、杯状细胞、小颗粒细胞和基质细胞组成	构成黏液屏障，消除异物，净化空气，参与免疫功能
固有层	结缔组织中富含弹性纤维、弥散淋巴组织和浆细胞	
黏膜下层	由疏松结缔组织构成，含较多混合性腺	
外膜	较厚，由 16 ～ 20 个“C”形透明软骨环和结缔组织构成，软骨环缺口处有弹性纤维和平滑肌束	气管的支架，软骨环缺口与邻近的食管相协调

表 16-5 气管黏膜上皮细胞的类别及特点比较

	纤毛细胞	杯状细胞	刷细胞	小颗粒细胞	基细胞
数量	最多	较多	少	少	少
分布特点	黏膜全层	散在于纤毛细胞间	散在于纤毛细胞间	位于上皮基部	位于上皮基部
细胞外形	柱状	高脚酒杯状	柱状	矮锥形	矮锥形
形态特征	游离面有密集的长纤毛	核位于基底部	游离面有排列整齐的微绒毛	胞质内有分泌颗粒，含 5- 羟色胺等	不易辨认
功能	纤毛向咽部快速摆动，清除异物	分泌黏蛋白，黏附异物，溶解有毒气体	可能有感受刺激的作用	调节平滑肌收缩和腺体分泌	为干细胞，可增殖分化为其他细胞

四、肺

肺的结构概况

肺分实质和间质，实质支气管肺泡，间质结缔和管道[1]。支气管共六级分[2]，
共同构成导气部。管壁结构逐渐变，四少一多是特点，上皮减少单柱状[3]，
杯状细胞减少失，腺体减少到消失，软骨减少到消失，平滑肌增环行状。

注释：[1] 间质包括结缔组织和血管、淋巴管、神经等。

[2] 主支气管 - 肺叶支气管 - 肺段支气管 - 小支气管 - 细支气管 - 终末支气管。

[3] 假复层纤毛柱状上皮变为单层柱状上皮。

（一）肺内支气管导气部

肺叶肺段小细终，主要功能气体通。随着管径逐渐小，管壁结构有异同。

肺导气部管壁变化特点

（1）

肺的叶段细终支，结构变化受重视：管壁渐薄径变细，越来越多平滑肌；
软骨腺杯渐消除，假复上皮成单柱。

（2）

管壁上皮逐渐薄，逐渐一多四变少。终末以下成三无，颗粒细胞无纤毛。

（3）

叶段小细终，终末柱单层，不见杯腺软[1]，平滑[2]层完整。

调节入肺气，终末起作用。

注释：[1] 指杯状细胞、腺体和软骨消失。

[2] 指平滑肌。

表 16-6 肺导气部各级分支的管壁结构特点比较

	小支气管	细支气管	终末细支气管
管壁内径	2 ~ 3mm（逐渐变细）	1mm（更细）	0.5mm（最细）
黏膜上皮	假复层纤毛柱状上皮	单层纤毛柱状上皮	单层柱状上皮
Clara 细胞	开始出现	逐渐增多	大量
皱襞	不明显	明显	不明显
杯状细胞	逐渐减少	更少或消失	消失
腺体	逐渐减少	更少或消失	消失
软骨片	逐渐减少	更少或消失	消失
平滑肌	逐渐增多，散在分布	逐渐增多，渐成环行	形成完整的环行平滑肌层

（二）肺呼吸部

呼吸部共分四级[1]，四级都含有肺泡。肺泡构成两细胞，Ⅰ型细胞构泡壁，
扁平壁薄利交换；Ⅱ型细胞Ⅰ型间[2]，活性物质降张力[3]，有利肺泡的稳定。
肺的间质肺泡隔，弹性纤维噬细胞，纤维有利泡回缩，巨噬细胞吞异物。
气血屏障四层构，肺泡上皮和基膜，内皮基膜和内皮，气体经它进出血。

注释：[1] 呼吸性细支气管—肺泡管—肺泡囊—肺泡。

[2] Ⅱ型细胞位于Ⅰ型细胞之间。

[3] Ⅱ型细胞分泌肺泡表面活性物质，能降低肺泡的表面张力。

肺泡隔

肺泡隔在肺泡间，薄层结缔来充填。内含毛细血管网，巨噬细胞弹性纤。

肺泡壁

上皮基膜构泡壁，扁平细胞做支持。分泌细胞活性物，稳定肺泡降张力。

肺泡上皮细胞

肺泡构成两细胞，Ⅰ细胞构成泡壁，扁平壁薄利交换，Ⅱ细胞在Ⅰ型间，
活性物质降张力，有利肺泡的稳定。

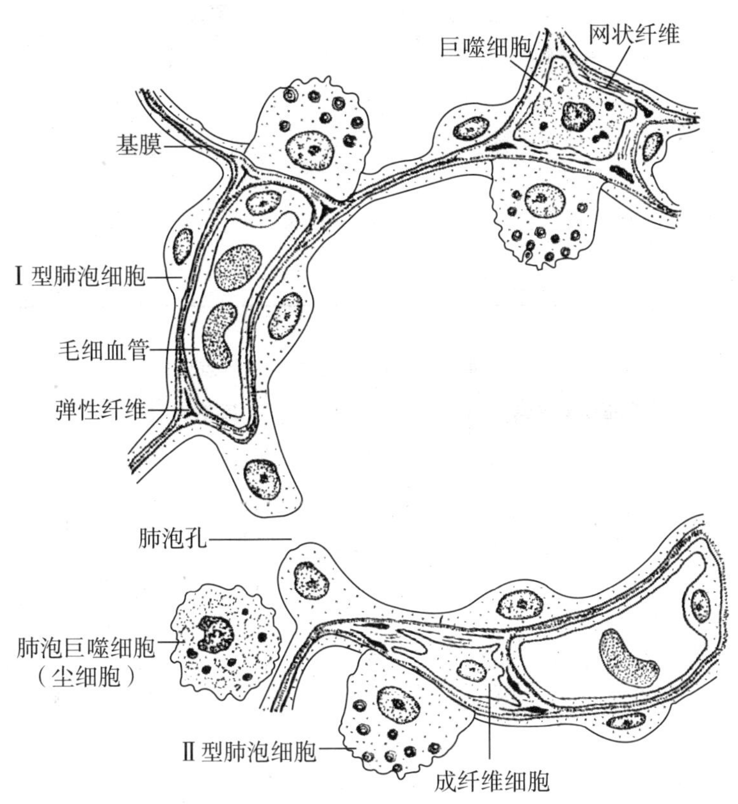

图 16-1　肺泡及肺泡孔模式图

表 16-7　肺泡上皮细胞的分类和功能

分类	Ⅰ型肺泡细胞	Ⅱ型肺泡细胞
细胞形态	单层扁平，厚约 0.2μm	单层立方或圆形
覆盖肺泡表面积的比例	95%（大）	5%（小）
电镜结构特点	胞质含较多吞饮小泡，细胞间有紧密连接和桥粒	胞质富含线粒体和溶酶体，富含粗面内质网和发达的高尔基复合体，分泌颗粒即嗜锇性板层小体较多
功能	参与构成气 - 血屏障，是气体交换的部位	分泌表面活性物质，降低肺泡表面张力；可增殖分化为Ⅰ型肺泡细胞

肺泡表面活性物质

肺泡表面有层水，气液界面生张力，表面张力作用大，能使肺泡缩得小，
肺泡容量难稳定，大肺泡大小的小，还能促水入肺泡，通气换气受影响。
肺泡构成两细胞，Ⅰ型细胞构泡壁，扁平壁薄利交换，Ⅱ型细胞能分泌，
活性物质降张力，肺泡容积能稳定，肺泡不生组织液，通气阻力也降低。

表 16-8 表面活性物质对肺泡的影响

	吸气时	呼气时
肺泡	扩大	缩小
表面活性物质分布	稀薄	浓厚
肺泡表面张力	增大	减小
肺泡回缩力	增强	减弱
作用	防止肺泡过度膨大	防止肺泡萎陷

表 16-9 肺呼吸部各级分支的结构特点比较

名称	呼吸性细支气管	肺泡管	肺泡囊	肺泡
管壁	不完整	很少	无	肺泡壁
肺泡开口	开始出现	管壁四周均有肺泡开口	几个肺泡的共同开口	
切片形态特征	管壁上出现少量肺泡开口	呈结节状膨大	无结节状膨大	半球形小囊
上皮	单层立方，有 Clara 细胞和少量纤毛细胞	单层立方或扁平	单层扁平	单层扁平，为肺泡上皮细胞，分 I、Ⅱ两型
平滑肌	少，环行	少，环行	无	无

呼吸系统组织结构变化的规律

气管分为支气管，反复分支呈树形。逐渐分支成终末，上皮渐变单柱形，杯状细胞渐减少，腺体软骨渐失踪，平滑肌成完环行，收缩调节气流通。呼吸细支有肺泡，气体交换始进行。

表 16-10 呼吸系统组织结构变化的规律

组织结构	变化规律
导气部	
管径	逐渐变细
管壁	厚度由厚变薄，结构趋向简单，层次渐不明显
上皮	假复层纤毛柱状→单层纤毛柱状→单层柱状
杯状细胞	多→少→无
腺体	多→少→无
软骨环	“C”形→碎片状→无
平滑肌	相对增多→形成完整的平滑肌环
呼吸部	
上皮	单层柱状→单层立方→单层扁平
平滑肌及结缔组织	逐渐减少→呈结节状膨大→无
管壁肺泡开口	逐渐增多→完全成为肺泡

气 - 血屏障（呼吸膜）

毛细血管肺泡腔，腔间隔壁称屏障。六层结构紧相依，内皮两膜和上皮。
肺泡内皮有层水，水中漂浮活性物。血中废气肺泡氧，交换必须经此障。

表 16-11　气 - 血屏障（呼吸膜）

项目	内容
定义	肺泡内气体与血液内气体交换时通过的结构
组成	①含肺表面活性物质的肺表面液体层 ②I 型肺泡细胞 ③基膜 ④薄层结缔组织 ⑤毛细血管内皮基膜 ⑥毛细血管内皮细胞
结构特点	很薄，有利于气体交换
其他	某些疾病引起呼吸膜增厚，导致气体交换障碍

表 16-12　肺泡的结构及其与气体交换的关系

肺泡的结构	与气体交换的关系
肺泡上皮细胞	
Ⅰ型肺泡细胞	扩大肺泡气体交换的表面积
Ⅱ型肺泡细胞	分泌肺表面活性物质，降低肺泡表面张力；稳定肺泡的直径；防止肺泡内形成组织液
肺泡隔	
含丰富毛细血管	有利于氧气和二氧化碳的气体交换
含大量弹力纤维	使肺泡具有弹性，有利于肺泡回缩
肺泡孔	可使相邻肺泡之间建立侧支通气道
气 - 血屏障：由 6 层结构组成，但很薄	有利于肺泡与肺毛细血管血液进行气体交换

表 16-13　呼吸系统结构小结

器官	上皮	支持组织与其他特点
鼻前庭部	复层扁平	有毛囊、皮脂腺、汗腺及透明软骨
呼吸部	假复层纤毛柱状	有混合腺、大量静脉丛及骨
嗅部	假复层柱状	有嗅细胞及骨
气管	假复层纤毛柱状	有混合腺、淋巴组织
支气管	假复层纤毛柱状	C 形透明软骨及弹性结缔组织
肺导气部		
各级支气管	假复层纤毛柱状	有混合腺及淋巴组织，随软骨片的减少，平滑肌逐渐增多

续表

器官	上皮	支持组织与其他特点
细支气管	假复层纤毛柱状，较薄，有 Clara 细胞	杯状细胞、腺体和软骨片减少至消失，无淋巴组织，平滑肌相对增多，环行排列
终末细支气管	单层纤毛柱状，有 Clara 细胞	无杯状细胞、腺体及软骨，平滑肌增多形成完整环行层
肺呼吸部		
呼吸性细支气管	单层立方，部分有纤毛，有 Clara 细胞	管壁出现肺泡，有薄层弹性组织，少量平滑肌
肺泡管	单层立方，无纤毛，至扁平	有大量肺泡及肺泡囊开口，相邻肺泡开口之间有薄层结缔组织和少量平滑肌，故呈结节状膨大
肺泡囊	单层，肺泡上皮	数个肺泡共同开口处无结节状膨大
肺泡	单层，有Ⅰ型和Ⅱ型肺泡细胞	气 - 血屏障，有大量毛细血管、弹性纤维和肺巨噬细胞

第十七章　泌尿系统

泌尿系统的组成与功能

泌尿系统四器官，肾输膀胱和尿道。肾的功能很重要，排泄废物生成尿。
电解平衡内稳定，贫血与否它有关。

表 17-1　泌尿系统的组成与功能

组成	肾	输尿管	膀胱	尿道
功能	产尿	导尿	储尿	排尿

一、肾

肾的结构

肾分实质和间质，实质又分皮与髓。髓质位于肾深层，皮质位于肾表层。
皮质伸入髓质处，组织致密称肾柱。髓质外观有条纹，皆由小管道构成。
形成肾锥十多个，锥体尖称肾乳头。肾乳头朝向肾窦，肾窦包括盏和盂。
乳头开口肾小盏，向下移行输尿管。

表 17-2　肾的结构

位置		特点
皮质	在浅表	位于髓放线之间的肾皮质称为皮质迷路，位于肾锥体之间的皮质部分称为肾柱
髓质	在深部，由十几个肾锥体组成	①锥体尖端钝圆，突入肾小盏之内，称为肾乳头；锥体底与皮质相连接 ②从锥体底呈辐射状深入皮质的条纹称为髓放线，每条髓放线及其周围的皮质迷路组成一个肾小叶

肾单位

肾单位，泌尿忙，小体小管巧组装。肾小体，两部成，血管球，囊内藏；
肾小管，细弯长，管壁连续肾小囊；近端细段远端分，各部结构不一样。
另外还有集合管，参与泌尿等同看。

肾单位的泌尿功能

肾小球是血管网，滤出原尿进小囊；流经小管近远曲，中有髓袢呈U状。
小管加上集分管，重吸分泌变终尿。

表 17-3 肾单位和集合管的组成及上皮细胞的特点

组成及名称	存在部位	上皮细胞特点
肾单位：肾小体（血管球→肾小囊）	在皮质和肾柱中	极薄的扁平细胞 扁平形，脏层细胞界限不清
肾单位：肾小管（泌尿部）：近曲小管	在皮质中盘曲	锥体形或立方形，有颗粒，基部有纵纹，游离面有刷状缘，细胞界限不清
↓髓袢降支	在髓质中降升	扁平形（或立方形），含核部分向腔内突入
↓髓袢升支		立方形，有颗粒，基部有纵纹，但不清楚
↓远曲小管	回到皮质中盘曲	立方形，有颗粒，基部有纵纹，无刷状缘，管腔较大，着色浅
↓肾小管（泌尿部）：集合管	髓质	立方形或柱形，胞质清亮
↓乳头管		同上，末端与变移上皮相续

皮质肾单位与近髓肾单位的比较

肾单位分两类型，皮质近髓肾单位。皮质单位髓袢短，数量多来血量大。
近球细胞肾素多，泌尿活动主担当。近髓单位髓袢长，直小血管呈U形。
管周渗透压很高，重吸收水能力强。主司浓缩与稀释，浓缩尿液本领高。

表 17-4 皮质肾单位与近髓肾单位

项目	皮质肾单位（浅表肾单位）	近髓肾单位
肾单位数量	多（占 80% ~ 90%）	少（占 10% ~ 15%）
肾小球分布	皮质外 1/3 ~ 2/3	皮质内 1/3
肾小球体积	小	大
血管内径	入球小动脉比出球小动脉粗	入球小动脉比出球小动脉细
出球小动脉特点	为一支，分布于近段和远段肾小管周围	分两支，一支分布于近段和远段肾小管周围，另一支是U形直小管
髓袢长度	短（到或不到外髓）	长（达内髓）
近球小体	有	无
含肾素颗粒	多	少
受交感神经支配	主要分布于入球小动脉	主要分布于出球小动脉
血流量	多（< 90%）	少（< 10%）
功能特点	主要与尿生成和肾素分泌有关	主要与尿的浓缩、稀释有关

肾小体的结构

肾小体分两部分，血管球和肾小囊；血管球呈蟠曲状，位于入球出球间[1]，
血管内皮有孔隙；肾小囊分脏壁层，肾小囊腔两层间，壁层扁平上皮构，
脏层构成足细胞；足细胞上初次突[2]，突起之间裂孔膜；滤过屏障三层构，
内皮基膜裂孔膜[3]。

注释：[1] 血管球是位于入球微动脉与出球微动脉之间的一团蟠曲的毛细血管。

[2] 足细胞上有初级突起和次级突起。

[3] 毛细血管的有孔内皮细胞、基膜和裂孔膜构成滤过屏障。

表 17-5 肾小体的结构

组成	主要结构
血管极	入球微动脉（粗）及出球微动脉（细）
血管球	有孔毛细血管（无隔膜）、足细胞、血管系膜（球内系膜）
肾小囊	壁层（单层扁平上皮）、脏层（足细胞）、肾小囊腔
尿极	与近端小管相连

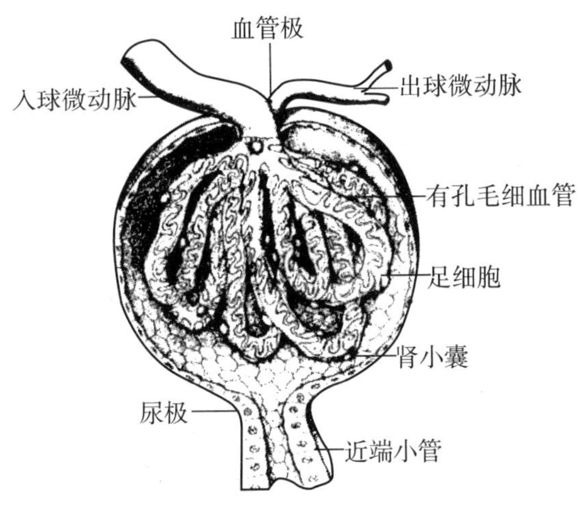

图 17-1 肾小体结构示意图

滤过膜的结构组成和功能

（1）

肾小体似如球形，故也称为肾小球。直径约为 200μm，血管球和囊构成。
前为有孔毛血管，隔膜一般不呈现。后为杯状双层囊，脏层壁层和囊腔。
扁平上皮构壁层，内层细胞为脏层。脏层就是足细胞，初次突起呈栅栏。
裂孔形成突起间，薄膜覆盖其上面。紧紧贴于基膜外，滤过屏障共同建。
内皮基膜裂孔膜，别称又叫滤过膜。滤过血液成原尿，成人一天 180 升。

回吸收由肾小管，终尿暂储于膀胱。

（2）

毛细管腔肾小囊，腔囊之隔称屏障。内皮基膜裂孔膜，血液经此被滤过。滤液入囊成原尿，障损出现蛋白尿。

表 17-6 滤过膜的超微结构特点及其机械屏障作用

分层	说明
内层：厚约 40nm	毛细血管内皮细胞层，电镜下见有 50 ~ 100nm 窗孔，血浆蛋白可通过，但血液中有形成分不能通过
中层：厚 240 ~ 370 nm	基膜层，系由水合凝胶形成的微纤维网，网孔直径为 4 ~ 8nm，决定可滤过分子的大小，是机械屏障的主要部位
外层：厚约 40nm	肾小囊脏层上皮细胞，电镜下可见由此伸出的许多足突，附着在基膜上且有彼此间距为 25 ~ 60nm 的裂孔，孔上有裂孔膜，膜上有直径 4 ~ 14nm 的孔，对蛋白质的滤出有阻挡作用

注释：滤过膜的三层结构中还覆盖有带负电荷的物质，对带负电荷物质的通过有电学屏障作用。

肾小管

肾小管分三部分，近端细段和远端，近端远端分曲直，近端小管的曲部，立方锥体细胞构，壁厚腔大胞界糊，管腔面上刷状缘，扩大面积利交换；细段多位锥体内，管壁扁平上皮构；远端小管曲直部，管壁立方上皮构，腔面已无刷状缘，细胞界限较清楚。

表 17-7 近曲小管与远曲小管的显微结构与超微结构之比较

	近曲小管	远曲小管
显微结构		
管腔与管壁	腔小、不规则，壁厚	腔较大，腔面整齐，壁较薄
上皮类型	单层锥体或立方形	单层立方形
胞质嗜色性	嗜酸性强，深红色	嗜酸性较弱，浅红色
胞核	圆形，近细胞基部，间距不规则	核圆居中，间距规则
管壁细胞境界	不清楚	较清楚
刷状缘	有	无
基底纵纹	较明显	明显
Na^+-K^+-ATP 酶活性	较强	很强
超微结构		
微绒毛	大量密集排列	短而少
细胞侧突	多	较少
质膜内褶	发达	很发达
吞饮小泡	多	少

集合管

集合管系分三段：弓形直集乳头管。

表 17-8　集合管各部结构特点

分类	位置	上皮细胞形状
弓形集合管	皮质迷路部	立方形
直集合管		
皮质集合管	沿髓放线下行	立方形
髓质集合管	肾锥体内下行	高柱体
(乳头管)	肾乳头	高柱状

肾血液循环特点

动脉粗短血流快，大量血液进肾来；入球粗短出细长，球内压力高于囊。
毛细血管分两级，初级滤过次重吸。直小血管髓内行，浓缩尿液有本领。
平时自身调血量，流量相对较稳定。大量失血脱水时，神经体液作用强。
首先减小肾血量，移缓济急保心脑。

表 17-9　肾的血液循环特点

特点	机制	意义
血流量大，毛细血管血压较高	肾动脉粗而短，直接由腹主动脉分支，阻力小	有利于完成泌尿功能，同时也是机体的功能贮血库
双重毛细血管网	肾小球毛细血管网，压力高；肾小管周围毛细血管网，压力低	有利于滤过生成原尿，有利于重吸收，生成终尿
直小血管呈 U 形	有逆流交换作用	在尿浓缩中起重要作用，有利于重吸收
在一定范围内（全身血压 10.7 ~ 24.0kPa）肾血流量相对稳定	肾血管有一定的自身调节能力	有利于完成泌尿功能
应急时，交感缩血管神经对肾血流量的调节作用大	肾血管的交感缩血管神经支配很丰富	紧急状态时，可使肾血流量减少，以保证心、脑等重要器官的血流供应（移缓济急）
肾内血流量分布不均匀	肾内皮质血流量大，流速快；肾内髓质血流量小，流速慢	有利于滤过生成原尿，有利于重吸收和尿浓缩

二、球旁复合体

球旁复合体（球旁器）的结构与功能

球旁器分三部分，球旁细胞泌肾素，致密斑是化感器，系膜细胞传信息。

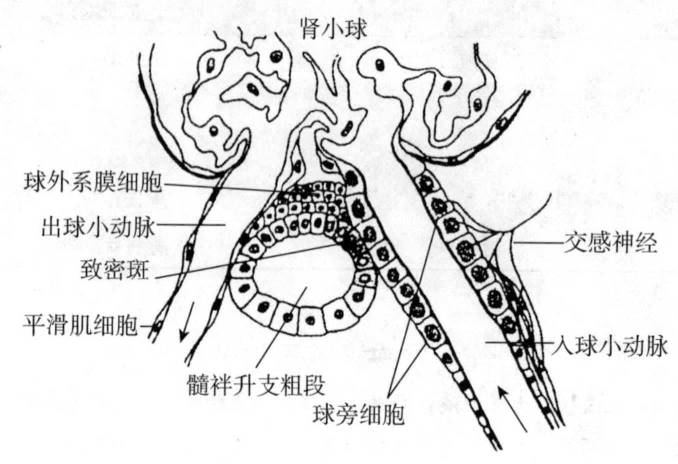

图 17-2　球旁复合体示意图

表 17-10　球旁复合体的结构与功能

细胞	位置	结构要点	功能
球旁细胞	接近肾小球的一段入球小动脉中膜内	由平滑肌细胞转变成的上皮样细胞，呈立方形，体积较大，胞质弱嗜碱性，内有丰富的分泌颗粒，颗粒内含有肾素	分泌肾素
致密斑（细胞）	靠近肾小体血管极侧的远端小管曲部	由远曲小管上皮细胞特化而成，细胞呈高柱状，排列紧密，细胞质染色浅，细胞核靠近细胞顶部	Na^+感受器，能感受小管液中Na^+浓度的变化，调节球旁细胞释放肾素
球外系膜细胞（极垫细胞）	位于入球小动脉、出球小动脉和致密斑之间	细胞形态不规则，多突起，与球旁细胞、致密斑和球内系膜细胞间存在缝隙连接	可能起信息传递作用

三、排尿管道

排尿管道管壁的结构

输尿膀胱壁三层，黏膜肌层和外膜，黏膜上皮为变移，膀胱三角无皱襞。

表 17-11　排尿管道管壁的结构

层次	基本结构
黏膜层	变移上皮衬于排尿管道腔面，固有层为富有弹性纤维的致密结缔组织
肌层	一般为内纵、外环两层平滑肌，从输尿管下 1/3 至膀胱侧为内纵、中环、外环三层平滑肌，平滑肌束间有较多结缔组织，在膀胱尿道内口周围的环行平滑肌形成膀胱括约肌
外膜	纤维性结缔组织，在膀胱顶部为浆膜

注释：排尿管道包括肾盏、肾盂、输尿管、膀胱和尿道，其基本结构相似，管壁均为三层，但逐渐增厚。

第十八章　男性生殖系统

一、男性生殖系统的组成及功能

男内生殖器官八，睾丸属于生殖腺。附睾腺体精前球，余下多为输送道；男性尿道功能多，既能排精又排尿。

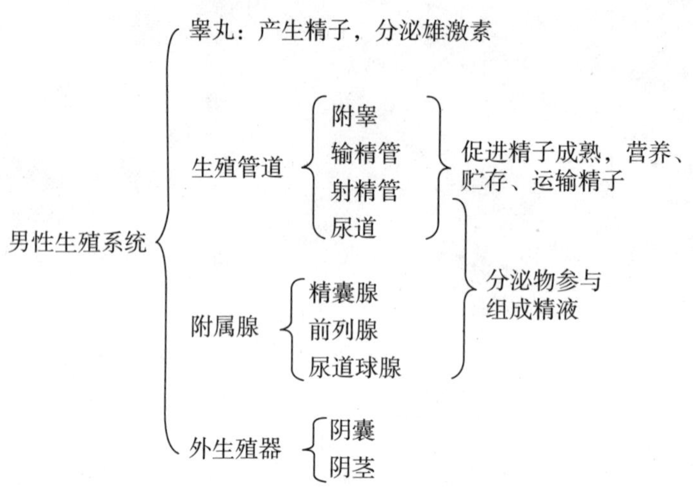

图 18-1　男性生殖系统的组成及功能

睾丸的结构与功能

睾丸结构两部分，生精小管和间质。睾丸实质有小管，两种细胞在其间。生精细胞产精子，精子发生五阶段。支持细胞像保姆，功能多多保精产。小管外面是间质，间质细胞里面藏。雄激素是它分泌，调节生殖维性征。

表 18-1　睾丸的主要结构及功能特点

名称	主要结构	功能
生精小管	①生精细胞 ②支持细胞	形成精子 分泌雄激素结合蛋白和抑制素
睾丸间质细胞		分泌雄激素
血 - 睾屏障	①血管内皮及其基膜 ②结缔组织 ③生精上皮基膜 ④支持细胞紧密连接	阻止某些大分子物质进出生精小管，稳定精子发育的微环境

睾丸内的三种管道

睾丸管道分三种，生精直精睾丸网。生精小管产精子，直精小管比较细。直精小管睾丸网，输送精子是通道。

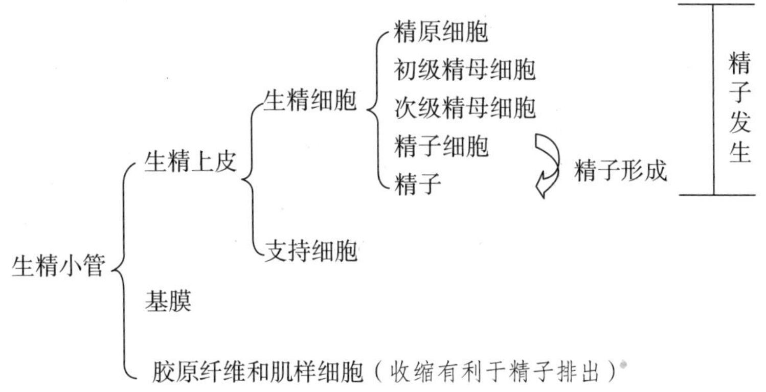

图 18-2　生精小管的结构及精子发生概况

表 18-2　睾丸内三种管道的特点比较

	生精小管	直精小管	睾丸网
上皮类型	生精上皮（复层）	单层立方或矮柱状上皮	单层立方上皮
管径	直径 150 ~ 250μm	直径约 30μm	直径 200 ~ 250μm
生精细胞	有	无	无
支持细胞	有	有	无
功能	产生精子，分泌雄激素	精子输送通道，吞噬变性精子	精子输送通道，吞噬变性精子

精子发生过程

（1）

精原细胞是起始，有丝分裂来增殖。初级精母个头大，减数分裂变次级。次级精母再分裂，染色体数减一半。精子细胞是圆形，不再分裂形态变。精子有头也有尾，头上顶体内含酶。

（2）

精子发育五阶段，依次基底到腔面。精原初母次级母，精子细胞到精子。

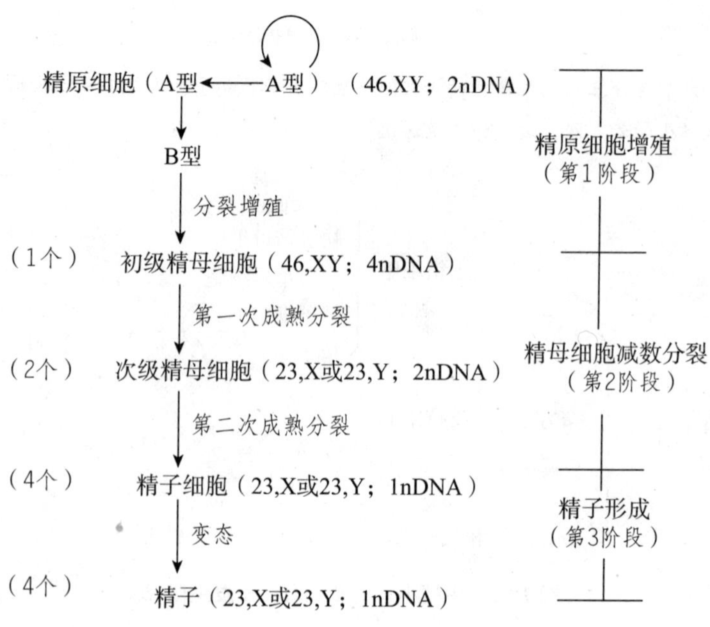

图 18-3　精子发生（由精原细胞形成精子的过程）

表 18-3　不同发育阶段的五种生精细胞特点比较

	精原细胞	初级精母细胞	次级精母细胞	精子细胞	精子
位置	紧贴基膜	位于精原细胞近腔侧	靠近管腔	更靠近管腔	头部嵌入支持细胞，尾部游离于管腔
形态	圆形或卵圆形	圆形	圆形	圆形	蝌蚪形
大小	直径约 12μm	直径约 18μm	直径约 12μm	直径约 8μm	长约 60μm
细胞核	圆形或卵圆形	大而圆，常见分裂象	圆形，染色深	小而圆，染色深	高度浓缩，核前 2/3 为顶体覆盖
核型	46, XY	46, XY	23, X 或 23, Y	23, X 或 23, Y	23, X 或 23, Y
DNA 含量	2n DNA	4n DNA	2n DNA	1n DNA	1n DNA
细胞分裂	有丝分裂	第一次减数分裂，同源染色体分离	第二次减数分裂，姊妹染色单体分离	不分裂	不分裂
存在时间	从胎儿到出生后皆存在。青春期之前生精小管内一般只有此阶段细胞	进入青春期后出现，因第一次减数分裂前期较长，故切片中常见	存在时间短，切片中不易见到	精子变态过程较长，切片中多见	多见，但其数量因生精时相与切片位置而异

表 18-4 精子发生的主要变化过程

精子发生演化过程	主要变化
精原细胞增殖期	精原细胞分裂分化为初级精母细胞
精母细胞成熟分裂期	二倍体的初级精母细胞经过两次成熟分裂形成四个单倍体的精子细胞
精子形成期	精子细胞发生形态变化，逐渐分化为蝌蚪形的精子

精子的结构

精子形态似蝌蚪，结构有头也有尾。头上顶体内含酶，尾能运动分四段。

表 18-5 精子的结构

分部	形态结构
头部	正面是卵圆形，侧面呈梨形，头内有高度浓缩的细胞核，前 2/3 为顶体覆盖，顶体内含多种水解酶
尾部	
颈段	短，内部主要为中心粒，由此发出 9+2 排列的微管构成轴丝
中段	内位轴丝，外有 9 根外周纵行致密纤维，最外为线粒体鞘
主段	最长，内为轴丝，外包纤维鞘
末段	短，仅有轴丝

精子的产生部位及排出途径

精子源头在睾丸．生精细胞精子造，排出体外路途远，曲直管网附睾存，

输精射精管尿道，尿道排出不回还。

注释：精子排出途径，精曲小管→精直小管→睾丸网→附睾→输精管→射精管→尿道。

睾丸细胞

睾丸本是男性腺，三种细胞应分辨。精曲小管上皮中，生精支持细胞见。

生精细胞生精子，支持细胞营养兼。间质细胞居管外，男性激素出有源。

表 18-6 睾丸支持细胞与间质细胞之比较

	睾丸间质细胞	睾丸支持细胞
光镜结构	胞体较大，呈圆形或多边形，核圆形，常偏位，染色浅，核仁明显；胞质嗜酸性，含有脂滴和色素颗粒	呈不规则长锥体形，细胞轮廓不清，细胞质染色浅；核呈三角形或不规则形，着色浅，核仁明显

续表

	睾丸间质细胞	睾丸支持细胞
电镜结构	具有分泌类固醇激素细胞的特点，即含丰富的滑面内质网、管状嵴线粒体和较多的脂滴	其基底面位于基膜上，顶端伸达管腔，细胞侧面和近腔面镶嵌着各级生精细胞。细胞内含丰富的滑面内质网和一些粗面内质网、大量线粒体和溶酶体、发达的高尔基复合体，许多微管、微丝和糖原颗粒等
功能	合成和分泌雄激素，促进精子发生，促进男性生殖管道及附属腺的发育，维持男性第二性征和性功能	支持和营养各级生精细胞；微管、微丝收缩可促进精子释放入管腔，吞噬消化精子形成过程中脱落的残余胞体；分泌少量液体有助于精子的输送；合成和分泌雄激素结合蛋白，维持生精小管内雄激素水平，促进精子发生；参与构成血-睾屏障，为精子发生提供有利的微环境

血-睾屏障

血-睾屏障有四层，细胞之间连接紧，提供生精微环境，防止精子往外逸。

表 18-7 血-睾屏障的结构与功能

血-睾屏障	说明
结构	①毛细血管内皮和基膜 ②结缔组织 ③生精上皮的基膜 ④支持细胞之间的紧密连接
功能	①提供精子发育稳定的微环境 ②防止精子抗原物质逸出到管外，以免发生自体免疫反应

睾丸功能的内分泌调节

下丘脑、腺垂体，分泌激素层层促，睾丸分泌两激素，反馈抑制腺垂体，也能抑制下丘脑，分泌活动互协调。

附睾

附睾形似小爬虫，输出小管蟠曲成，附睾分为三部分，头大体粗尾部细，尾部移行输精管，附睾好比是学校，营养精子是特长，储存精子是榜样。

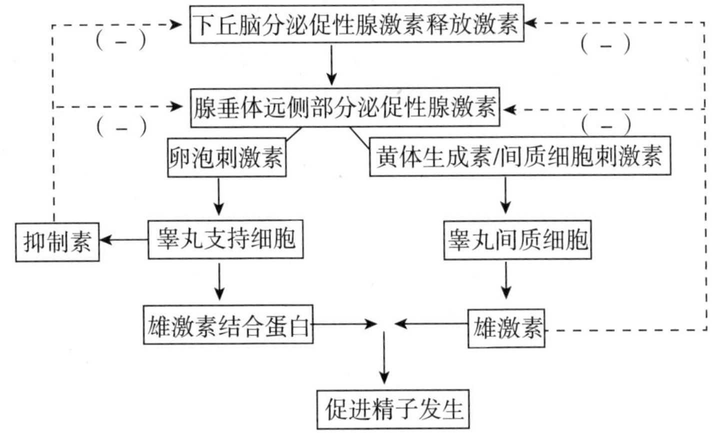

图 18-4　睾丸功能的内分泌调节

表 18-8　附睾的结构与功能

结构与功能	说明
结构	
头部	由 8 ～ 12 条输出小管组成，上皮由高柱状纤毛细胞与低柱状细胞相间排列，管腔不规则
体尾部	由一条蟠曲状附睾管组成，上皮为假复层柱状纤毛细胞，管腔规则，主细胞有静纤毛，基细胞位于上皮深层
功能	①附睾上皮细胞分泌肉毒碱、甘油磷酸胆碱、唾液酸等，促进精子成熟，精子在附睾停留 8 ～ 17 天获得运动能力，达到功能成熟 ②血 - 附睾屏障，位于主细胞近腔面的紧密连接处，保护精子不受外界干扰，并将精子与免疫系统隔离

附睾中两种管道的比较

输出小管位头部，约有八至十二根，一层细胞呈柱状，管腔形态不规则。
附睾管为体尾部，管道数目仅一根，细胞一层假复纤，腔面平滑又规则。

表 18-9　附睾中两种管道的特点比较

	输出小管	附睾管
位置	附睾头部	附睾体部和尾部
数目	8 ～ 12 根	1 根
细胞层数	单层	单层，为假复层纤毛柱状上皮
细胞形态	高柱状细胞及低柱状细胞相间排列	主细胞（高柱状）和基细胞（矮小）
管腔形态	不规则	规则，腔面平滑

表 18-10 男性生殖系统管道组织结构的主要特点

名称	上皮细胞	管腔	支持组织	肌层
生精小管	生精上皮，生精细胞和支持细胞	不规则	胶原纤维类肌细胞	
直精小管	单层柱状	规则	少量疏松结缔组织	
睾丸网	单层立方	大而不规则	致密结缔组织	
输出小管	假复层柱状纤毛上皮	不规则，波浪状	疏松结缔组织	薄层环行平滑肌
附睾管	假复层柱状纤毛上皮	大而规则	基膜外有薄层固有膜	环行平滑肌
输精管	假复层柱状纤毛上皮	大而不规则	致密结缔组织	平滑肌层厚

前列腺

前列腺呈栗子状，环绕尿道起始段。分为被膜与实质，实质又分三个带。

含有多个管泡腺，导管开口于尿道。分泌物质构精液，老年增生易肥大。

表 18-11 前列腺的结构与功能

结构与功能	说明
基本结构	
被膜	富含弹性纤维和平滑肌的结缔组织，深入实质内形成支架
实质	①为 30 ~ 50 个复泡腺，开口于尿道 ②可分为三个带 尿道周带（黏膜腺）：位于黏膜层，最小 内带（黏膜下腺）：位于黏膜下层 外带（主腺）：构成前列腺的大部 ③腺上皮：单层立方或柱状、假复层柱状上皮，腺腔不规则，可有前列腺凝固体
功能	分泌物参与构成精液，分泌活动受雄激素调控

第十九章　女性生殖系统

女性生殖系统的组成

女生殖器分内外，内生殖器有四个：巢输子宫和阴道，卵巢属于生殖腺，生卵细胞泌激素，其余均为生殖道。

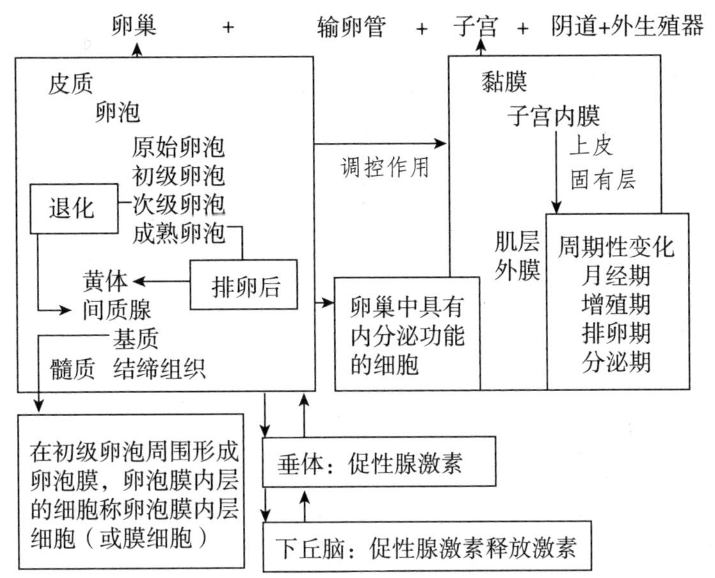

图 19-1　女性生殖系统的组成及功能

表 19-1　女性生殖系统的组成

分类	器官
内生殖器官	卵巢、输卵管、子宫、阴道
外生殖器官	大阴唇、小阴唇、阴蒂、前庭大腺、乳腺

一、卵巢

卵巢的结构和功能

卵子产生于卵巢，结构复杂需牢记。实质分为皮髓质，还有被膜在外表。皮质含各种卵泡，生长卵泡最重要。卵泡成熟有计划，发育紊乱惹烦恼。实质又分皮髓质，卵泡位于皮质里。初级生长和成熟，卵泡三类不同期。初母次母与卵子，卵C发育分三级。成熟分裂有两次，最终减半染色体。

卵巢的功能

卵巢排卵生黄体，雌孕激素皆分泌。雌素刺激女性征，子宫阴道均增殖。
孕素促进宫腺体，宫膜变成分泌期。利于着床抑宫缩，产热乳腺受刺激。

表 19-2 卵巢的基本结构

基本结构（由外向内）	结构特点
表皮层	有单层扁平或立方上皮细胞
白膜	薄层致密结缔组织
皮质（层）	较厚，含有不同发育阶段的卵泡、大量网状纤维和幼稚的梭形细胞
髓质（层）	居中，较狭窄，为疏松结缔组织，富含血管和弹性纤维

卵巢中的主要细胞

女子性腺为卵巢，四种细胞本领高[1]。卵母细胞形成卵，激素源于三细胞。
卵泡细胞膜细胞，黄体后继任务包[2]。

注释：[1] 完成卵巢功能（生成卵和分泌女性激素）的细胞有四种，包括各级卵母细胞、卵泡细胞、卵泡膜细胞、黄体细胞。

[2] 分泌女性激素的细胞有三种：卵泡细胞，分泌雌激素；卵泡膜细胞，分泌雌激素；黄体细胞，分泌孕酮和雌激素。卵泡生长、成熟过程中，女性激素由卵泡细胞和卵泡膜细胞分泌；排卵后，黄体形成，分泌女性激素的任务由黄体细胞承担。

卵泡

卵泡细胞泌泡液，营养初级卵母 C。成熟卵泡月排一，释出卵 C 产黄体。
黄产松弛雌孕素，抑制宫缩利增殖。月经黄体约半月，妊娠黄体六月期。

原始卵泡

原始卵泡似球状，初级卵母在中央。卵泡细胞单扁平，作用支持和营养。

生长细胞

女性进入青春期，部分卵泡始发育。卵泡生长有规律，经过初级到次级。
初级始见透明带，次级卵泡见腔隙。腔内突起称卵丘，卵丘结构三和一。

成熟细胞

成熟卵泡大球形，突向卵巢最表层。初级卵母要分裂，卵泡腔内液续增。

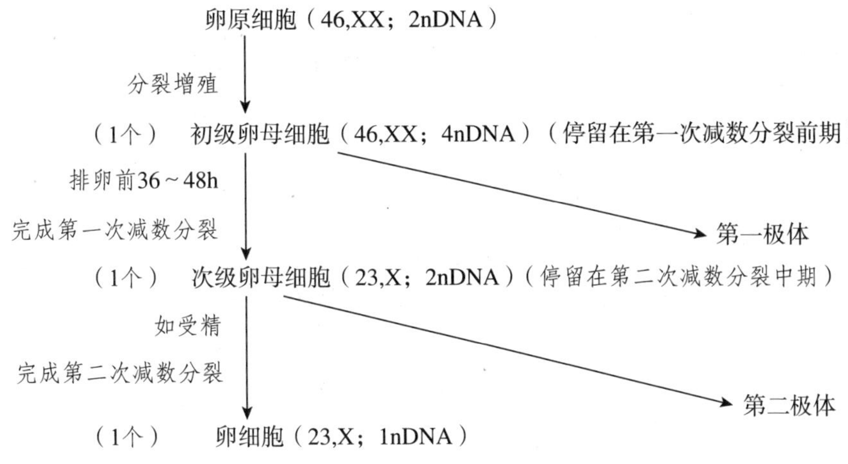

图 19-2　卵细胞的形成过程

次级卵母的结构

次级卵泡最典型，结构复杂牢记清。卵泡腔于细胞间，卵泡液充填其中。
液体增多腔扩大，丘状隆起卵丘成。初级卵母[1]居中间，外包嗜酸透明带，
放射冠围绕其外，颗粒层构卵泡壁。前者含有膜细胞，由它形成膜黄体。

注释：[1] 指初级卵母细胞。

表 19-3　各阶段卵泡的形态结构

结构组成	原始卵泡	初级卵泡	次级卵泡	成熟卵泡
卵母细胞	初级卵母细胞	初级卵母细胞增大，胞质中出现皮质颗粒	初级卵母细胞继续增大	初级卵母细胞体积达最大，在排卵前 36 ～ 48 小时完成第一次减数分裂，形成次级卵母细胞和第一极体
卵泡细胞	单层，扁平	扁平→立方 / 柱状，单层→多层，与卵母细胞间有缝隙连接	增至 6 ～ 12 层，卵泡腔周围的卵泡细胞形成卵泡壁，称颗粒层，卵泡细胞称颗粒细胞	卵泡壁变薄
卵泡膜		开始分化	分两层，内层毛细血管丰富，基质细胞分化成膜细胞；外层纤维多，血管少，有少量平滑肌	同左
卵泡腔			腔内充满卵泡液	腔很大，腔内卵泡液急剧增多

续表

结构组成	原始卵泡	初级卵泡	次级卵泡	成熟卵泡
透明带		初级卵母细胞与放射冠的卵泡细胞之间出现的一层富含糖蛋白的均质状嗜酸性膜	同左	同左
放射冠			紧贴透明带的卵泡细胞呈放射状排列	同左
卵丘			卵母细胞居卵泡一侧，与周围卵泡细胞一起突入卵泡腔	卵丘根部卵泡细胞间出现裂隙

表 19-4 卵泡及黄体的主要结构变化特点

名称	主要特点
原始卵泡	中央一个初级卵母细胞，周围一层扁平形卵泡细胞
初级卵泡	①初级卵母细胞体积增大 ②卵母细胞变为立方、柱状或增生成多层 ③出现透明带、放射冠 ④卵泡膜开始形成
次级卵泡	①初级卵母细胞继续发育 ②卵泡体积显著增大，卵泡腔充满卵泡液 ③卵丘形成，卵泡细胞改称颗粒细胞 ④卵泡膜分化为内、外两层，内层含较多的膜细胞
成熟卵泡（晚期）	①卵泡体积显著增大，卵泡腔更大，直径超过 2cm ②卵泡壁变薄形成卵泡斑 ③初级卵母细胞完成第一次成熟分裂，产生一个次级卵母细胞并进入第二次成熟分裂中期
月经黄体	维持两周后退化为白体
妊娠黄体	维持 4 ~ 6 个月后退化为白体，其内分泌功能被胎盘取代

表 19-5 卵泡发育过程中形态结构的变化

卵泡的变化	说明
变化阶段	原始卵泡→生长卵泡→成熟卵泡
形态变化	
卵泡体积	由小变大
卵母细胞的变化	体积增大，发育至成熟阶段，于排卵前完成两次成熟分裂后停留于中期阶段
卵泡细胞的变化	由单层扁平变为单层立方形，并不断增殖为多层
卵泡膜	于初级卵泡阶段形成，继而分化为内、外两层
其他	相继出现透明带、卵泡腔、卵丘和放射冠，且逐渐明显

闭锁卵泡

卵泡发育各阶段，卵泡可能会退行，闭锁卵泡称其名，形态结构各相异。

表 19-6　闭锁卵泡

分类	所含细胞	结构特点
原始卵泡和初级卵泡闭锁	①卵母细胞	细胞核固缩，细胞形态不规则，最后两种细胞均自溶，被吞噬细胞吞噬
	②卵泡细胞	变小且分散
次级卵泡和成熟卵泡闭锁	①卵泡	不破裂或破而不排卵
	②卵母细胞	细胞核偏位、固缩、解体，细胞膜皱缩，细胞质溶解
	③颗粒细胞	松散，脱落入卵泡腔，被中性粒细胞和巨噬细胞吞噬
	④透明带	先皱缩为不规则的嗜酸性环状物，后退化消失。卵泡内常可见残留的透明带
	⑤中性粒细胞	卵泡腔内常见
	⑥巨噬细胞	
晚期次级卵泡闭锁	卵泡塌陷→卵泡膜的血管和结缔组织伸入颗粒层和卵丘→膜细胞一度肥大，形似黄体细胞→被结缔组织和血管分隔成分散的细胞团或索，称间质腺(interstitial gland)	

卵巢周期变化

幼女卵巢无所变[1]，原始卵泡万万千。青春期始绝经止，卵巢皮质周期变：

卵泡长熟到排卵，先占前半十四天[2]；黄体形成到退化，未孕寿命十四天[3]。

注释：在每一个历时 28 天的月经周期中，卵巢的变化包括卵泡生长、成熟、排卵、黄体形成和黄体退化。

[1] 无周期变化。

[2] 卵泡生长、成熟到排卵这段时间约 14 天，占月经周期的前半段。

[3] 如排卵后未受孕，黄体形成到退化总共维持 14 天，这段时间相当于月经周期的后半段。

排卵

随着卵泡液急增，卵泡腔内压力升。卵丘泡壁渐脱离，突破卵巢之表层，

卵丘进入输卵管，十四天后来月经。

黄体

黄体形成排卵后，两种细胞来组成。膜黄体 C 颗粒 C，分泌孕素促妊娠。

月经黄体维两周，妊娠黄体六月期。

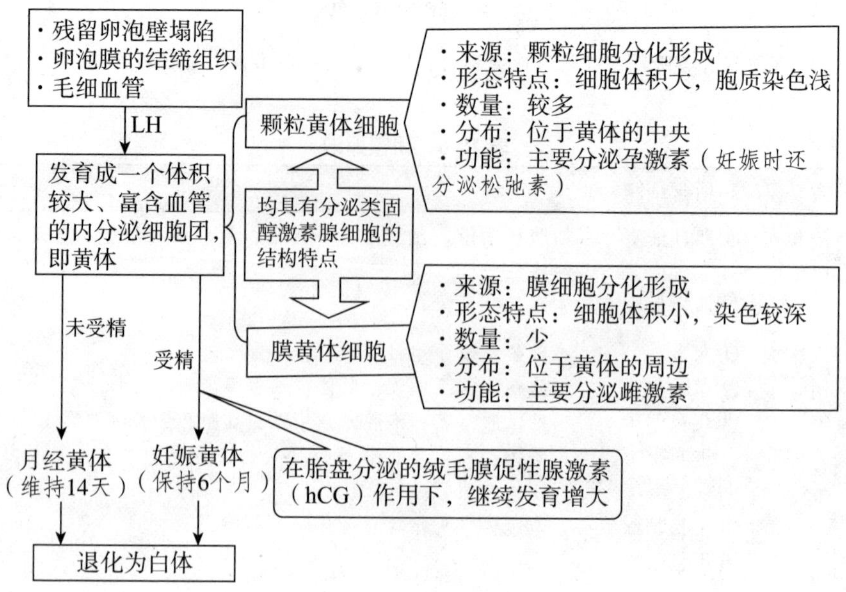

图 19-3 黄体的形成和转归示意图

表 19-7 膜黄体细胞与颗粒黄体细胞的比较

	膜黄体细胞	颗粒黄体细胞
来源	内膜细胞	颗粒层细胞
位置	位于黄体周边部	位于黄体中央部
数量	较少	较多
体积	较小	较大
染色	较深	较深
功能	分泌孕激素	与颗粒黄体细胞协同作用分泌雌激素

雌激素合成的两细胞学说

膜细胞含羟化酶，只能合成雄激素，颗粒细胞本领高，含有芳香化酶系，
转运吸收雄激素，将其转为雌激素。

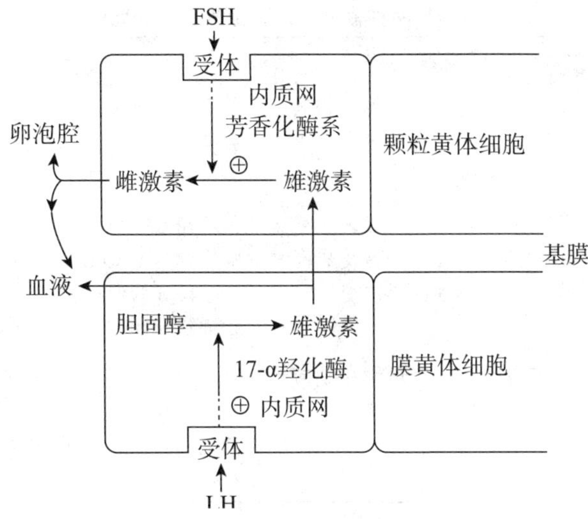

图 19-4　颗粒黄体细胞与膜黄体细胞协同合成雌激素示意图

FSH：即泡刺激素　LH：黄体生成素

二、输卵管

输卵管的分部

喇叭状的肌性管，两端开口腔外通。管径不均分四段：子峡壶腹漏斗部；贯穿宫壁子宫部。峡部结扎是首选，受精常在壶腹部，漏斗周围可见伞。

输卵管壁的结构层次

输卵管壁分四层，黏膜固有肌浆膜。黏膜层中有纵襞，固有层中有血管，内环外纵是肌层，薄层浆膜围最外。

表 19-8　输卵管壁的结构层次

结构层次（由内向外）	结构特点
黏膜层	形成许多纵行而分支的皱襞（壶腹部最发达），黏膜上皮为单层柱状，由纤毛细胞和分泌细胞组成
固有层	薄层结缔组织，含较多的血管和少量平滑肌
肌层	内环、外纵两层平滑肌，峡部最厚，漏斗部最薄
浆膜	由浆膜和富含血管的疏松结缔组织构成

表 19-9 两种输卵管黏膜上皮细胞的比较

项目	纤毛细胞	分泌细胞
细胞体	游离面有纤毛，纤毛细胞以漏斗部和壶腹部最多，至峡部和子宫部逐渐减少	位于纤毛细胞之间，染色较深，细胞游离面有微绒毛，顶部细胞质内有分泌颗粒
细胞核	圆形或卵圆形，染色浅	呈长椭圆形，染色较深
细胞的周期性变化	形态随月经周期变化，在子宫内膜增生晚期（卵巢排卵前）纤毛细胞变成高柱状，纤毛增多，此后细胞逐渐变矮，纤毛减少	①从增生晚期至分泌晚期：功能旺盛，细胞增高，顶部细胞质充满分泌颗粒；以顶浆分泌方式释放分泌物后，细胞变矮 ②月经期和妊娠期：上皮细胞矮小
功能	纤毛向子宫方向摆动，有助于卵子向子宫移动，并可阻止病菌侵入腹膜腔	分泌物构成输卵管液（含氨基酸、果糖和少量乳酸），可以营养卵细胞，协助卵子向子宫输送，防止病菌从子宫经输卵管进入腹腔

三、子宫

子宫壁的组织结构

由外向内分三层，外膜肌层和内膜。外膜大部为浆膜，肌层很厚富血管。
内膜又分两层看，功能层和基底层，功能层呈周期脱，基底层能修复它。

表 19-10 子宫壁的组织结构

分层（由外向内）	结构特点
外膜	子宫底部与体部为浆膜，颈部为纤维膜
肌层	
浆膜下肌层	纵行平滑肌
中间肌层	较厚，内环行、外纵行两层，富含血管
黏膜下肌层	纵行平滑肌
内膜	由固有层和单层柱状上皮组成
固有层	较厚，血管丰富，含子宫腺及大量分化程度较低的基质细胞
基底层	较薄，位于深处，无周期性剥脱变化，基底动脉分布于此。基底层具有增生修复功能
功能层	较厚，位于浅层，发生周期性增生、肥厚、剥脱和出血；妊娠时为胚泡植入和孕育胎儿的部位。螺旋动脉行走于此，在内膜浅层形成毛细血管网。可发生周期性剥脱出血（月经），妊娠后发育成蜕膜
单层柱状上皮	含分泌细胞和少量纤毛细胞

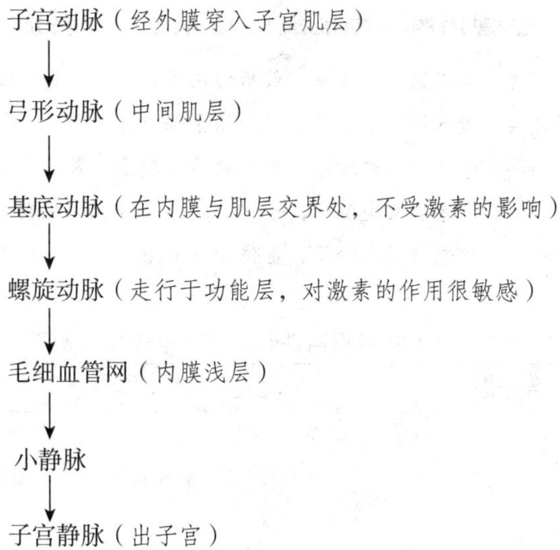

图 19-5　子宫壁的血液循环

月经周期

月经周期二八天[1]，内膜变化有规律，随着卵巢雌孕变[2]，一共分为三个期。

一至四天月经期[3]，五至十四增生期[4]，十五二八分泌期[5]。

注释：[1] 月经周期一般为 28 天。

[2] 子宫内膜的变化随着卵巢分泌的雌、孕激素的水平而改变。

[3] 第 1 天至第 4 天子宫内膜脱落，称月经期。

[4] 第 5 天至第 14 天称增生期。

[5] 第 15 天至第 28 天称分泌期。

子宫内膜周期性变化

随着卵巢周期现，子宫内膜周期变。

增生期

基底增生并修补，内膜逐渐增厚度，螺旋动脉子宫腺，增长同时弯曲露。

分泌期

内膜增厚再增厚，螺旋充血多曲扭[1]，腺内[2]充满分泌物，固有层内液滞留。

注释：[1] 螺旋动脉充血，弯曲增多。

[2] 指子宫腺内。

月经期

螺旋收缩久不放，功能层缺血和氧，组织变性并坏死，此层剥脱随血淌。

子宫内膜周期性变化及神经内分泌调节

下丘脑，腺垂体，分泌激素逐级促，最后作用于卵巢，促进分泌雌激素，
子宫内膜修复后，进入增生激素多。正反馈于腺垂体，促进排卵生黄体，
黄体分泌雌和孕，子宫进入分泌期。雌孕激素浓度高，负反馈于腺垂体，
黄体萎缩成白体，雌孕激素突然少，子宫内膜缺血液，坏死剥脱月经到。
卵巢激素分泌少，抑制作用解除了，垂体分泌促激素，下一周期又来到。

表 19-11　子宫内膜周期性变化及其神经内分泌调节

	月经期	增生期（卵泡期）	分泌期（黄体期）
时间	第 1 ～ 4 天	第 5 ～ 14 天	第 15 ～ 28 天
卵巢状态	黄体退化	卵泡生长，成熟排卵	黄体形成
激素水平	雌孕激素↓↓	雌激素↑	孕、雌激素↑↑
子宫内膜	①螺旋动脉收缩 ②内膜缺血、萎缩、坏死 ③螺旋动脉扩张、毛细血管充血、破裂出血，突破上皮 ④功能层剥脱，形成月经 ⑤上皮修复	①内膜逐渐增厚 ②子宫腺增长、弯曲、腺腔狭窄，细胞顶部出现分泌颗粒 ③螺旋动脉增长、弯曲	①内膜进一步增厚 ②子宫腺肥大、弯曲、腔扩大，腔内有分泌物 ③螺旋动脉更长、更弯曲，达内膜浅层 ④内膜水肿 ⑤基质细胞肥大，胞质充满糖原、脂滴

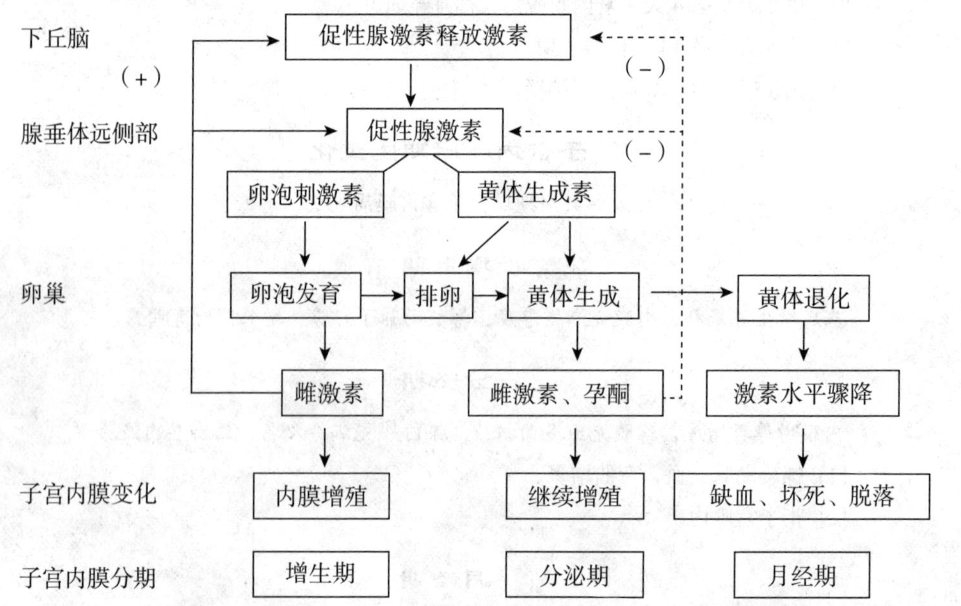

图 19-6　子宫内膜周期性变化的神经内分泌调节（供自学参考）

子宫颈壁的结构

子宫颈壁分三层，外膜肌层和黏膜，黏膜上皮单柱状，分泌物可稀或稠，
分泌稀时利受精，分泌黏稠精难通。

表 19-12　子宫颈壁的结构

结构分层	说明
外膜	纤维膜
肌层	由平滑肌和富含弹性纤维的结缔组织构成
黏膜	①由单层柱状上皮细胞和固有层组成，形成皱襞 ②上皮细胞有分泌细胞、纤毛细胞和储备细胞（干细胞）3 种 ③分泌物性质可发生改变 a. 排卵时：雌激素作用使分泌物多而稀薄，利于精子穿过宫颈口 b. 黄体形成时：孕酮使分泌物黏稠，精子难以通过宫颈口 c. 妊娠时：分泌物更加黏稠，阻止精子和微生物进入子宫（屏障作用）

四、阴道

阴道壁的结构

阴道壁由三层构，黏膜肌层和外膜，黏膜上皮复层扁，表层细胞含糖原，
可被分解成乳酸，保持阴道为酸性，抑制致病菌生长，能防阴道受感染。

表 19-13　阴道壁的结构

结构分层（由内向外）	结构特点
黏膜	向阴道腔内形成许多横行皱襞
上皮	复层扁平上皮，表层细胞含透明角质颗粒（不角化）和糖原
固有层	由富含弹性纤维和血管的结缔组织构成
肌层	由内环外纵的平滑肌构成，阴道外口有骨骼肌构成的括约肌（屏障作用）
外膜	由富含弹性纤维的结缔组织构成

五、乳腺

乳腺的结构

皮肤乳腺脂肪构，乳腺小叶悬韧带，乳管排列放射状，手术切口放射形，
乳癌浸润悬韧带，皮肤改变橘皮样。

表 19-14 乳腺的结构

基本结构	说明
腺泡	被结缔组织分隔为叶和小叶，每个小叶为一复管泡状腺
导管	包括小叶内导管、小叶间导管和总导管，分别由单层柱状上皮、复层柱状上皮和复层扁平上皮构成，总导管又称为输乳管，开口于乳头，由平滑肌和富含弹性纤维的结缔组织构成
结缔组织	位于叶和小叶之间

静止期与活动期乳腺的比较

乳腺结构可变化，乳腺静止不发达，导管腺泡比较少，结缔脂肪较丰富。

乳腺活动发达时，腺泡增多可分泌，结缔组织比较少，脂肪组织也不多。

表 19-15 静止期乳腺与活动期乳腺的比较

项目	静止期乳腺	活动期乳腺	
		妊娠期	哺乳期
所见人群	成熟未孕女性	已妊娠的女性	哺育婴儿的女性
腺体结构	不发达	发达	更发达
腺泡数量	少而小	增多，腺泡增大	腺泡进一步增大
腺泡分泌乳汁	不分泌	妊娠后期开始分泌	大量分泌
脂肪组织和结缔组织含量	丰富	相对减少	相对减少

第二十章　胚胎学绪论

胚胎学的内容和意义

研究受精卵发育，如何变成新个体，胚与母体及畸形，理论实用有意义。

表 20-1　胚胎学的内容和意义

项目	内容
胚胎学	是研究从受精卵发育为新生个体的过程及其机制的科学
研究内容	研究生殖细胞发生、受精、胚胎发育、胚胎与母体关系、先天畸形等
研究意义	①理论意义：帮助人们用唯物主义的观点理解生命个体的发生和发育，深刻理解人体正常结构、功能及病理生理变化 ②实用意义：主要在临床应用方面，如对孕妇进行正确的妊娠跟踪和保健指导，预防、检测和治疗先天性畸形，指导优生优育，治疗不育症

胚胎在母体子宫中的发育分期

胚胎发育分三期，胚前胚期和胎期。

表 20-2　胚胎在母体子宫中的发育分期

胚胎分期	时程	主要变化
胚前期	从受精卵形成到第 2 周末	从受精卵发育至二胚层胚盘出现
胚期	从第 2 周到第 8 周末	经历胚的不同阶段，发育成各器官、系统及外形都初具雏形的胎儿
胎期	从第 9 周至出生	胎儿逐渐长大，各器官、系统继续发育，多数器官出现不同程度的功能活动

胚胎学的分支学科

胚胎学的分支多：描述比较和实验，化学分子畸形学，生殖工程也研究。

表 20-3　胚胎学的分支学科

学科	主要研究内容
描述胚胎学	用组织学和解剖学方法观察胚胎发育的形态演变过程，是胚胎学的基础内容
比较胚胎学	比较不同种系动物（包括人类）的胚胎发育过程，为探讨生物进化过程及其内在联系提供依据
实验胚胎学	对胚胎或体外培养的胚胎组织给予化学或物理因素刺激，或施加显微手术，观察其对胚胎发育的影响，探讨胚胎发育的内在规律和机制

续表

学科	主要研究内容
化学胚胎学	应用化学与生物化学技术揭示胚胎生长发育过程中各种化学物质的质量变化及其代谢过程
分子胚胎学	用分子生物学的理论和方法探索胚胎发生过程中基因表达的时间顺序、空间分布与调控因素，研究基因表达产物——蛋白质在胚胎发育中的作用，阐明胚胎发育的分子过程和机制
畸形学	研究各种先天畸形发生的原因、机制和预防措施
生殖工程学	通过人工介入早期生殖过程，以获得人们期望的新生个体

胚胎学发展史

先有描述和比较，进而实验来研究。化学胚胎学发展，建立分子胚胎学。

加上生殖工程学，形成发育生物学，进入现代胚胎学，不断出现新成果。

表 20-4　胚胎学发展简史

年代	主要学说及成就
古希腊	人胚胎来源于月经血与精液的混合
1651 年	“一切生命皆来自卵”的假设
显微镜问世后	“预成论”学说
18 世纪中叶	“渐成论”学说并创立比较胚胎学
1855 年	三胚层学说，是描述胚胎学起始的重要标志
19 世纪 60 年代	“重演律”学说
19 世纪末	诱导学说及实验胚胎学、化学胎胚学的发展
20 世纪 50 年代	现代胚胎学的发展以分子胚胎学和生殖工程学作为其理论和技术进步的两大标志，并形成了一个交叉学科，即发育生物学

第二十一章 胚胎发生总论

胚胎发育分期

人胚发育受精始，二六六天成人体，三十八周三阶段，胚卵胚胎胎儿期。

一至二周胚卵期，二胚层和胚盘现；三至八周胚胎期，器官原基现人形；

胎期九至三八周，足月娩出到人间。

表 21-1 人体发生的三个阶段

分期	时间	主要变化
胚卵期	受精到第 1 周末	精子与卵子结合→受精、卵裂分化
胚胎期	第 2 周到第 8 周末	早期胚胎发育，器官原期形成，初具人形
胎儿期	第 9 周到第 38 周末	器官发育完善，胎儿生长，共历时 266 天，第 38 周末分娩

一、生殖细胞和受精

精子的发生及其染色体的变化

初级精母细胞里，四十六条染色体。次级精母细胞里，体数减半性有异：

一次二二加上 Y， 一次二二加上 X。子细胞，有四个，体性与次相一致[1]：

两子二二加上 Y，两子二二加上 X。

注释：[1] 由一个初级精母细胞分裂而成的四个精子细胞，染色体数及其性染色体数与次级精母细胞一致。

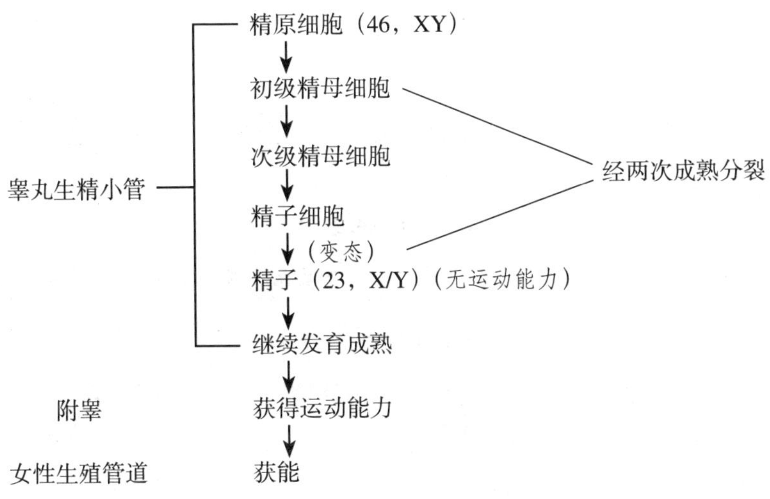

图 21-1 精子的发生、成熟和获能

卵子的发生和染色体的变化

初级卵母细胞里，四十六条染色体。次级卵母细胞里，仅为二二加 X。

卵细胞，成熟时，体性与次相一致[1]。两性细胞结合时，恢复四六染色体。

X 为女 Y 为男，决定性别由精子。

注释：[1] 成熟卵的染色体数目和性染色体数目与次级卵母细胞一致，即 22+X。

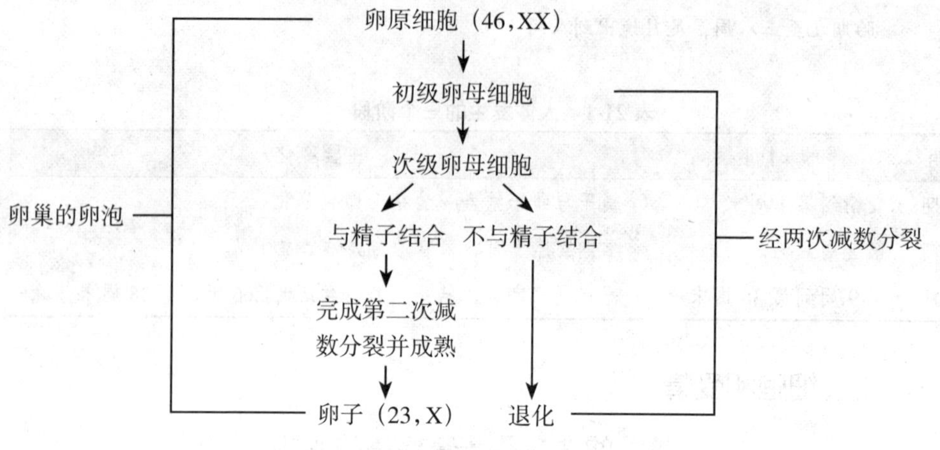

图 21-2　卵子的发生和成熟

表 21-2　配子形成阶段细胞中染色体的数量和 DNA 数量

细胞型	染色体数目，DNA 数量
原始生殖细胞、卵原细胞、精原细胞（A 型和 B 型）、受精卵、卵裂球、所有正常的体细胞	46，2N
初级卵母细胞、初级精母细胞	46，4N
次级卵母细胞、次级精母细胞	23，2N
卵母细胞（卵子）、精子细胞、精子	23，1N

受精的条件

精子卵子要成熟，精子数量必足够，精卵若要两相遇，管道必须要通畅。

受精的过程概况

精卵结合为受精，地点多在壶腹部，受精过程分三步，顶体反应第一步，二步透明带反应，三步形成受精卵。

受精的具体过程

次级卵母爱俊俏，精致冠带外面包。离卵巢，过腹腔，卵管壶腹来歇脚。
排卵十二小时内，精子匆匆来围绕。精子释放顶体酶，冠带膜上开孔道，
唯有一个幸运儿，一头穿过小孔道。卵在精子激发下，卵再分裂传捷报。
大细胞叫成熟卵，第二极体旁边靠。成熟卵泡细胞核，又作雌性原核叫。
精子进入卵子后，精子平角把头调，膨大恢复圆形核，雄性原核相应叫。
雌核雄核渐靠近，与此同时核膜消，每核二三染色体，互相结合在一道。
此卵称为受精卵，受精过程划句号。

受精卵意义

胚胎发育始受精，受精意义已认定；受精卵，活力高，标志开始新生命；
恢复四六染色体，携带双亲遗传性；Y 精子受精为男，X 精子定为女性。

表 21-3　受精的基本概况

项目	内容
受精时间	排卵后 24h 内
受精地点	输卵管壶腹部
受精条件	① 足够数量及发育成熟的精子、发育正常的卵子 ②生殖管道畅通，两性生殖细胞在一定时间相遇 ③生殖管道适宜的内环境
受精的过程	
精子与卵细胞相互作用	精子释放顶体酶，穿越放射冠
精子与透明带相互作用	精子与 ZP3 识别，穿越透明带
精子与卵母细胞相互作用	①精子膜和卵子膜识别、融合 ②精子核和部分胞质进入卵母细胞内 ③透明带反应和卵膜阻断现象 ④雄原核和雌原核形成并融合
受精的意义	①恢复 46 条染色体，受精使单倍体的精子和卵子结合形成二倍体的合子，合子继承了父母双方遗传物质，形成了新的染色体组合 ②决定胎儿性别，(46，XY) 为男性，(46，XX) 为女性 ③使合子富有生命力

二、卵裂、胚泡形成与植入

概述

精卵结合在壶腹，受精卵逆入宫腔，同时卵裂成胚泡，植入宫膜称着床。

卵裂

（1）

受精卵，不停歇，早期分裂叫卵裂。新细胞，数剧增，卵裂球，是名称。
透明带，外面包，球体越分越变小。历时三天形态美，十六细胞桑椹胚，
多种因素来帮忙，桑椹已近子宫腔。继续分裂成胚泡，明带消失似囊泡，
所有细胞分两部：一群一层围成腔。

（2）

卵裂第一至三天，透明带内形卵裂。最终形成桑椹胚，此时已近子宫腔。

表 21-4　卵裂

项目	内容
定义	受精卵早期进行的细胞有丝分裂，称为卵裂，人胚在受精后大约 30 小时发生第一次卵裂，卵裂是受精结束的标志
卵裂球	卵裂产生的子细胞称为卵裂球，卵裂球数目不断增多，因有透明带包裹，每一卵裂球体积逐渐变小
桑椹胚	受精后约 72 小时胚已有 12 ～ 16 个卵裂球，形成一个外面包裹透明带的实心细胞团，称为桑椹胚
卵裂球的全能性	早期人胚的卵裂球具有全能发育的潜能，每个卵裂球均可以分化、发育成为一个全胚
细胞质决定子	卵细胞内特殊的细胞质组分，称为细胞质决定子，细胞质决定子支配细胞分化途径，使卵裂球产生差别

胚泡形成

胚泡形成四五天，胚泡细胞分两群；内细胞群位腔内，将来发育成胚体，
周围一层滋养层，以后育为绒毛膜。

表 21-5　胚泡形成

项目	内容
卵裂	受精卵的有丝分裂称为卵裂，产生的子细胞称卵裂球
桑椹胚	由 12 ～ 16 个卵裂球组成，外形如桑椹
胚泡	胚泡壁：滋养层（单层细胞）
	内细胞群：贴在胚泡内的一群细胞
	胚泡腔：胚泡壁与内细胞群间的腔

植入

胚泡埋入宫内膜，这一过程称植入。受精之后第六天，胚泡接触宫内面，
极端滋养层细胞，分泌蛋白水解酶，溶解内膜开缺口，变形运动伪足生。

始六终于十二天，正常植入子宫腔；假如植入宫颈处，前置胎盘危害大：
植入若在子宫外，宫外受孕常破裂。

植入过程

一贴、二融、三侵入，生长、分化、皮修复。

受精卵到植入阶段的变化及时限

历时一天受精卵，次日卵裂仍在管，三天之后桑椹貌，第四五天成胚泡，
第六天起始着床，十一二天全埋藏。

表 21-6　植入

项目	内容
概念	胚泡进入子宫内膜的过程（也称着床）
时间	始于受精后第 5 ～ 6 大，完成于第 11 ～ 12 天
部位	子宫体或底部（植入在子宫颈部，形成前置胎盘；在子宫腔以外部位的植入称宫外孕）
过程	极端滋养层（内细胞群侧）→黏附并溶解子宫内膜→胚泡埋入子宫内膜 滋养层→细胞滋养层（内层）、合体滋养层（外层） 子宫内膜→蜕膜：基蜕膜、包蜕膜、壁蜕膜

三、胚层的形成

概述

二胚形成第二周，内细胞群来分化，分为内胚外胚层，二层相贴成胚盘，
外层背侧羊膜腔，内层腹侧卵黄囊，胚盘尾侧成体蒂，将来参与构脐带。
三胚构成第三周，外胚细胞育原条，原条出现定头尾，细胞扩展中胚层[1]，
原条头端成脊索，脊索退化残髓核[2]。

注释：[1] 原条处的细胞在内、外胚层之间向头、尾和两侧扩展形成中胚层。

[2] 脊索在后期退化，仅部分残留演变为椎间盘的髓核。

表 21-7　胚层的形成特点

时间	主要结构	特点
第 2 周 二胚层胚盘及相关结构形成	上胚层	内细胞群→单层柱状细胞
	下胚层	内细胞群→单层立方形细胞 上、下胚层紧贴→二胚层胚盘
	羊膜腔	上胚层细胞与细胞沿滋养层细胞间形成的腔，内衬羊膜上皮，充满羊水
	卵黄囊	下胚层周缘细胞沿胚泡腔内表面延伸围成的囊
	胚外中胚层	细胞滋养层与羊膜上皮和卵黄囊壁上皮之间的星状细胞和基质→胚外中胚层→其内出现间隙，形成胚外体腔→使胚外中胚层分为脏层和壁层；将胚盘、羊膜腔、卵黄囊与滋养层壁接连起来的胚外中胚层呈细蒂状，称体蒂

续表

时间	主要结构	特点
第3周 三胚层胚盘及相关结构形成	中胚层	原沟深部的细胞在上、下胚层之间扩展迁移形成
	内胚层	部分原沟细胞进入下胚层全部置换下胚层细胞
	外胚层	原上胚层改称
	原条	上胚层细胞增生在尾端中轴线形成的纵行细胞柱
	口咽膜	脊索的头端无中胚层，内、外胚层相贴的圆形区域
	脊索	原凹迁移的上胚层细胞在上胚层与中胚层之间、向头端扩展形成的细胞柱
	原凹	原结中心的浅凹
	原沟	原条中线上的浅沟
	泄殖腔膜	原条的尾端无中胚层，内、外胚层相贴的圆形区域
	原结	原条头端增生形成的细胞团

四、三胚层的分化和胚体形成

概述

胚层分化四周始，各种器官原基成。脊索背侧外胚层，分化形成神经管。

神经管育中枢系；外胚层的表细胞，皮肤表皮及其他；内胚层细胞分化，

形成原始消化管，头端起于口咽膜，尾端止泄殖腔膜，进而形成诸上皮；

中胚层分化成三[1]，轴旁中胚成体节，间介轴旁化泌尿，侧中胚层分脏体[2]，

脏壁间胚内体腔[3]，以后形成三个腔[4]。三胚之间间充质，结缔肌肉和血管[5]。

伴随三胚层分化，胚盘卷折成胚体。发育到达八周末，胚体外形似人形。

注释：[1] 从内侧向外侧中胚层依次分化为轴旁中胚层、间介中胚层和侧中胚层。

[2] 侧中胚层分为脏壁中胚层和体壁中胚层。

[3] 脏壁中胚层和体壁中胚层之间形成胚内体腔。

[4] 胚内体腔以后形成心包腔、胸膜腔和腹膜腔。

[5] 间充质以后形成部分结缔组织、肌组织、血管等。

三胚层的分化要点

内层消化与呼吸，中层运动和循环。泌尿生殖也在中，外层神经外器官。

外胚层分化最终结构

表皮及其附属器，口腔鼻腔肛上皮，乳腺内耳视网膜，角膜上皮晶状体，

肾上髓质脑垂体，不要忘记神经系。

中胚层分化最终结构

中胚结构多无比：脉管泌尿生殖系，结缔组织胸膜腔，肾上皮质三种肌。

内胚层分化最终结构

消化管道除口腔，胰肝胆道和胆囊，中耳胸腺甲状腺，呼吸系统除鼻腔，
阴道膀胱后尿道，上皮皆由内胚长。

表 21-8 三胚层的分化

胚层	早期分化	最终形成
外胚层	神经板、神经管、神经嵴	脑、脊髓、皮肤表皮及附属器、内耳、腺垂体、肾上腺髓质等
胚内中胚层	体节	骨、软骨、纤维结缔组织、骨骼肌
	间介中胚层	泌尿系统和生殖系统的大部分器官
	侧中胚层	胸腹腔的腹侧和前外侧壁的肌肉结缔组织、消化管壁上的肌组织、心包腔等
内胚层	原肠	消化管、消化腺、呼吸道和肺的上皮以及甲状腺、甲状旁腺和胸腺等

表 21-9 三胚层所衍生的器官

外胚层	中胚层	内胚层
皮肤： 表皮、毛发、指甲、皮脂腺、汗腺的上皮	结缔组织： 骨、软骨、骨膜、肌腱、纤维性结缔组织、脑脊髓被膜、关节囊、胸膜、腹膜、心包	消化器： 消化管和消化腺的上皮
神经系统： 全部神经元和神经胶质	肌组织： 骨骼肌、心肌、平滑肌	呼吸器： 喉、气管、支气管和肺的上皮
感觉器： 内耳膜迷路上皮、视网膜、晶状体、眼睑、角膜、球结膜上皮	循环系统： 血液、骨髓、心、血管、造血器官	泌尿器： 膀胱、尿道、前列腺、前庭大腺等的上皮
消化器： 口黏膜上皮、牙釉质、味蕾、唾液腺上皮、肛门上皮、肾上腺髓质嗜铬细胞	泌尿生殖器： 肾和输尿管、睾丸、附睾、输精管、精囊等的上皮，卵巢、输卵管、子宫、阴道、肾上腺皮质	其他： 甲状腺、甲状旁腺、胸腺、咽鼓管、中耳、扁桃体

记忆口诀：内胚消化与呼吸，中层运动与循环，泌尿生殖也生成，外层神经外器官。

五、胎膜和胎盘

(一)胎膜

胎膜概况

(1)

胎膜包括五部分[1]，绒毛膜分为两种，包蜕平滑绒毛膜[2]，基蜕丛密绒毛膜[3]，
绒毛间隙利交换。绒毛血管通脐带。绒毛变性葡萄胎，绒毛恶变成绒癌。
羊膜薄膜半透明，包裹脐带和胎盘，羊膜腔内有羊水，千至千五百毫升[4]，
过多过少都是病。人卵黄囊已退化，六周闭锁卵黄蒂，卵黄囊尾成尿囊[5]，
血管变为脐动静[6]，脐带连于胚盘间[7]，内有动脉和静脉[8]，母子交换运输线，
长约五十至六十，过长过短都麻烦。

注释：[1] 绒毛膜、羊膜、卵黄囊、尿囊、脐带。
[2] 包蜕膜侧称为平滑绒毛膜。
[3] 基蜕膜侧称为丛密绒毛膜。
[4] 足月胎儿的羊水量为 1000 ~ 1500mL。
[5] 尿囊是卵黄囊尾端的内胚层突入体蒂内形成的盲囊。
[6] 尿囊的血管最后演变成脐动、静脉。
[7] 脐带连于胚胎和胚盘中间。
[8] 脐带表面包有羊膜，内含两条脐动脉和一条脐静脉。

(2)

胎膜附属胎儿外，绒卵羊尿与脐带，交换物质护胎儿，胎儿娩出相继排。

蜕膜

妊娠内膜功能层，发生质变蜕膜更，被包深底余为壁，根据胚位易名称。

绒毛膜

胚泡滋养层，植入内膜绒毛生，改称绒毛膜，继含胚外中胚层。
该膜再演变，平滑丛密分别称。胚胎母体间，交换物质是其能。
常见病理有两种：葡萄胎变绒癌症。

卵黄囊

内胚细胞立方形，周缘细胞向下长，逐渐围成一个腔，取名叫做卵黄囊。
胚盘卷褶时，囊顶内胚成原肠；囊底渐缩细，闭成卵黄蒂，
包于脐带中，终与肠断离。

羊膜

羊膜包绕胚胎外，产生羊水护养胎。避震防伤利活动，胎儿泄物水中排。

表 21-10　胎膜

名称	组成和结构	功能
绒毛膜	由合体滋养层、细胞滋养层、胚外中胚层组成，分为平滑绒毛膜和丛密绒毛膜	从子宫内膜吸收营养物质供胎儿生长发育，并排出胎儿的代谢产物
羊膜	由羊膜上皮和胚外中胚层组成	构成羊膜腔分泌羊水
羊水	由来自羊膜上皮细胞的分泌和胚胎的排泄物组成（足月胎儿的羊水量 1000 ~ 1500mL）	保护胎儿，分娩时冲洗产道
脐带	由羊膜包被着闭锁的卵黄囊和尿囊、两条脐动脉、一条脐静脉及周围的黏液性结缔组织形成的一条圆索状结构（足月胎儿脐带长 40 ~ 60cm）	作为胎儿与胎盘之间物质运输的通道

（二）胎盘

胎盘概况

（1）

胎盘母子交换器，构成分为两部分：胎儿丛密绒毛膜，母体子宫基蜕膜。绒毛间隙行交换，交换经过胎盘膜，胎盘屏障分五层，细胞基膜绒毛轴，血管基膜及内皮，选择通透保胎儿。胎盘功能两部分，物质交换内分泌。分泌激素有四种，雌孕促性和促乳。

（2）

丛绒膜，底蜕膜，合成胎盘连子母，物质交换内分泌，屏障护儿功拒抹。

胎盘屏障

胎儿血、母体血，胎盘屏障来隔绝；内基皮，细胞基，两基之间有结缔。

胎盘血液循环

胎盘血液之循环，母子血液互不传。宫动脉窦宫静脉，母血入盘不去胎，脐盘动脉毛细管，盘脐静脉又回转。

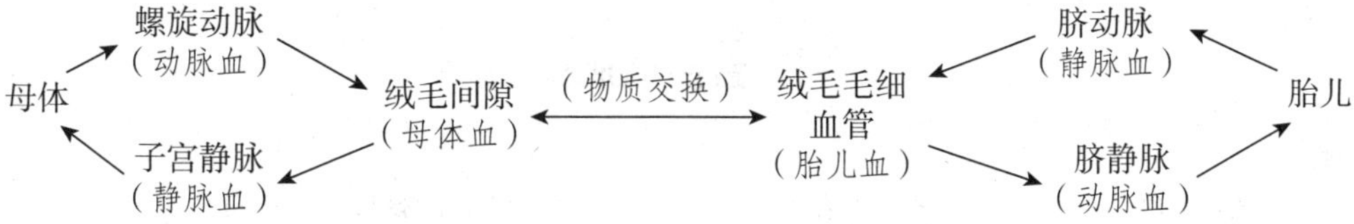

图 21-3　胎盘的血液循环

表 21-11 胎盘的功能

功能	说明
物质交换	胎盘膜（胎盘屏障）是胎盘内母体和胎儿物质交换所通过的结构
屏障作用	胎盘屏障由合体滋养层、细胞滋养层（发育后期消失）、基膜、绒毛结缔组织、内皮基膜、毛细血管内皮构成
内分泌作用	
绒毛膜促性腺激素（HCG）	维持妊娠
绒毛膜促乳腺生长激素	促进母体乳腺生长发育
孕激素、雌激素	维持妊娠

六、胚胎各期外形特征和胎龄的推算

胚胎外形特征

1 周胚泡 2 胎盘，3 周鞋底 4 循环[1]，2 月胎头具人形，3 月性别可分辨，

4 月胎毛微微动，5 月生发胎动显，6 月眉睫红皱瘦，7 月长膘睁开眼，

8 月睾丸入阴囊，9 月红退甲过尖，10 月成熟白又胖，顺利分娩到人间。

注释：[1] 第 3 周时，胚盘形态似鞋底状。

胚期发育时间、过程

（1）

一周胚植入，二周两胚层，三周三胚层，四周原柱体，

五周鳃弓全，肢芽如浆板，六周色素已上眼，七手八脚人形显。

（2）

3 闭眼[1]，性分辨，胎头大，颈明显。4 抬头，耳廓出，皮肤红，较透明。

5 胎毛，胎脂现，胎心到[2]，胎动显。6 皮皱，形体瘦。7 睁眼，睫毛现。

8 脂肪，睾入囊。9 丰满，肢体壮。10 分娩，喜洋洋。

注释：[1] 数字表示月份。

[2] 胎心到：听到胎心。

预产期推算

（1）

本次月经当天起，月份加九日加七。二八零天月经令，胎儿分娩在朝夕。

（2）

简单计算预产期，末次月经第一天，年加一来月减三，具体日子加上七。

七、双胎、多胎和联胎

双胎

双胎情况分两种，单卵孪生真孪生，性别体貌都相同；双卵孪生假孪生，
性别体貌不定同。

多胎和联胎

多胎发生万分一[1]，原因可以有多种[2]，联胎实为双胎异，胚胎分离不完全[3]。

注释：[1] 多胎发生率为万分之一。

[2] 原因可以是单卵性、多卵性或混合性。

[3] 联胎是双胎的异常，是由一个胚盘形成两个原条时胚胎分离不完全所致。

表 21-12　双胎、多胎和联胎

种类	说明
双胎（孪生）	
单卵孪生	一个受精卵发育为两个胚胎
双卵孪生	双胎来自两个受精卵
多胎	一次娩出两个以上新生儿，可以是单卵性、多卵性或混合性多胎
联体多胎	两个未完全分离的单卵双胎，有对称性和不对称性两种类型

八、先天性畸形

先天性畸形发生的原因

先天畸形许多种，致畸因素两大类。环境因素分三种，生物物理和化学。
遗传因素有两种，染色体变基因变。

表 21-15　先天性畸形发生的原因

分类	原因
遗传因素	
染色体畸变 - 染色体数目或结构改变	①常染色体单体型：不能存活 ②性染色体单体型：如 Turner 综合征（45，X0），先天性卵巢发育不全 ③常染色体三体型：如先天性愚型（21 号染色体三体型） ④性染色体三体型：如先天性睾丸发育不全（47, XXY） ⑤染色体结构畸变：如猫叫综合征（第 5 号染色体短臂末端断裂缺如）
基因突变	DNA 分子碱基组成或排列顺序发生改变，可引起软骨发育不全、肾上腺肥大、小头畸形、多囊肾等畸形，以及镰状细胞贫血等遗传性疾病

续表

分类	原因
环境因素 - 致畸因子	
生物性致畸因子	如风疹病毒、单纯疱疹病毒、弓形虫、梅毒螺旋体等
物理性致畸因子	如射线、机械性压迫和损伤、高温、严寒、微波等
致畸性药物	抗肿瘤、抗惊厥、抗凝血药物、抗生素、激素等
致畸性化学因子	工业“三废”、农药、食品添加剂、防腐剂均含有致畸因子，某些多环芳香碳氢化合物、某些亚硝基化合物、某些烷基和苯基化合物，铅、铬、汞等重金属
药物性致畸因子	如抗肿瘤药、抗惊厥药、抗生素、抗凝血药、激素等
其他致畸因子	如吸烟、酗酒、缺氧等
遗传因素和环境因素的相互作用	胚胎的遗传特性可决定其对环境致畸因子的易感性，可用遗传度作为指标，遗传度越高，说明遗传因素在畸形发生中的作用越大

致畸敏感期

胚胎致畸敏感期，孕期第三至八周。胚期发育速度快，组织结构变化大。

致畸因素最敏感，发育成形敏感差。

先天性畸形的预防

遗传咨询在婚前，不宜生育用他法。妊娠监护要做好，孕期保健很重要。

产前检查早发现，先天畸形早处理。

表 21-14　先天性畸形的预防措施

措施	方法
婚前应进行遗传咨询	对不宜生育的夫妇可建议采取如他精授精等生殖工程学措施
妊娠期间避免接触环境致畸因素	要进行妊娠监护，做好孕期保健
尽早发现畸形胚胎	对有遗传性疾病家族史的夫妇要进行产前检查，可进行羊水检查（妊娠第 15 周后进行）、绒毛膜活检（妊娠第 8 周可进行）或仪器检查（如 B 型超声波扫描）

第二十二章　颜面和四肢的发生

一、参与颜面形成的原始结构

第一鳃弓和鼻板，原始口腔（口凹）额鼻突，四种原基相配合，形成颜面各结构。

表 22-1　参与颜面形成的原始结构

参与颜面形成的原始结构（原基）	形成的组织或器官
第一腮弓	上颌突→上颌、上唇外侧部 下颌突→下颌、下唇
鼻板	鼻板→鼻窝→原始鼻腔→口鼻膜破裂 内侧鼻突→上唇正中部和人中 外侧鼻突→鼻侧壁和鼻翼
额鼻突	额鼻突→前额、鼻梁、鼻尖
口凹（原始口腔）	口凹→口咽膜破裂→口咽相通

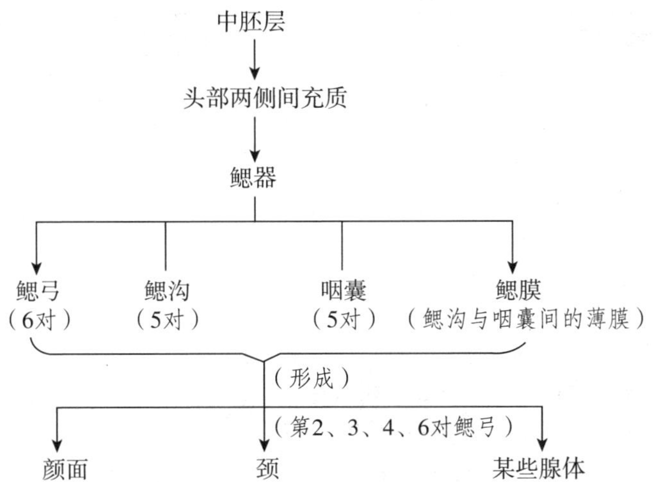

图 22-1　颜面发生的概况

二、鳃器的发生

鳃弓鳃沟与咽囊，加上鳃膜组鳃器。三个胚层构鳃器，鳃弓一共有六对。

第一鳃弓成颜面，其余发育成颈部。

表 22-2 鳃器（官）的组成及结构特点

鳃器（官）	结构特点
鳃弓	人胚发育第 4 周，头部两侧的间充质增生，形成背腹排列的柱状隆起，共有 6 对
鳃沟	相邻鳃弓之间的条形凹隔，共有 5 对
咽囊	原始咽侧壁内胚层向外膨出的囊状结构
鳃膜	鳃沟底部与相邻咽囊顶部的膜状结构

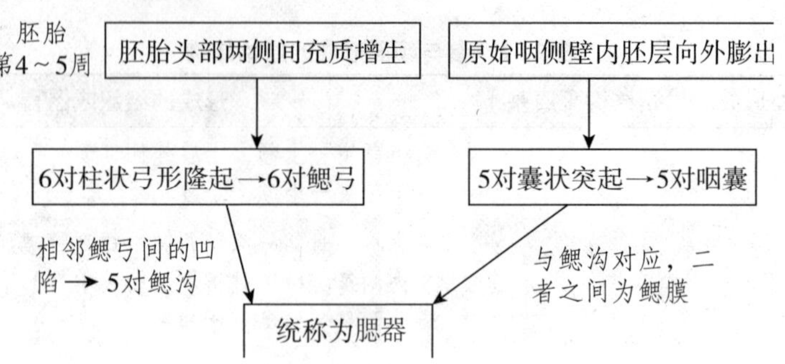

图 22-2 鳃器的发生示意图

表 22-3 鳃弓的成体衍生物

鳃弓	神经	成体衍生物
1	CN V	中胚层：咀嚼肌、下颌舌骨肌、二腹肌前腹、腭帆张肌、鼓膜张肌 神经嵴细胞：上颌骨、颧骨、颞骨的鳞状部分、腭骨、犁骨、下颌骨、砧骨、锤骨、蝶下颌韧带
2	CN Ⅶ CN H	中胚层：面部表情肌、二腹肌后腹、茎突舌骨肌、镫骨肌 神经嵴细胞：镫骨、茎突、茎突舌骨韧带、舌骨小角和舌骨体上部
3	CN Ⅸ	中胚层：茎突咽肌、颈总动脉、颈内动脉 神经嵴细胞：舌骨大角和舌骨体下部
4	CN X （迷走神经喉上支）	中胚层：软腭肌（腭帆张肌除外）、咽肌（茎突咽肌除外）、环甲肌、环咽肌、喉软骨、右锁骨下动脉、主动脉弓 神经嵴细胞：无
5	CN X （迷走神经喉返支）	中胚层：喉固有肌（环甲肌除外）、食管上肌、喉软骨、肺动脉、动脉导管 神经嵴细胞：无

注释：第 1 对鳃弓形成颜面，第 2、3、4、5 对鳃弓形成颈部。

表 22-4　咽囊、鳃沟和鳃膜的成体衍生物

鳃器		成体衍生物
咽囊	1	咽鼓管和中耳鼓室的上皮
	2	腭扁桃体隐窝上皮
	3	下甲状旁腺和胸腺
	4	上甲状旁腺和后鳃体*
鳃沟	1	外耳道的上皮
	2、3、4	退化消失
鳃膜	1	鼓膜
	2、3、4	退化消失

注释：* 神经嵴细胞迁移到后鳃体形成甲状腺滤泡旁细胞（C 细胞），分泌降钙素。

三、颜面的形成

颜面的形成过程

第一鳃弓变颌突，参与颜面之形成，左侧右侧上颌突，左侧右侧下颌突，

加上上面额鼻突，5 个突起围口凹，九个隆起构颜面[1]，生成颜面各部分。

颜面发生第四周，形成则在第八周，多种畸形可发生，唇裂腭裂较常见。

注释：[1] 除本文所述 5 个突起外，还有左右正中腭突和左右外侧腭突共 9 个突起参与颜面的形成

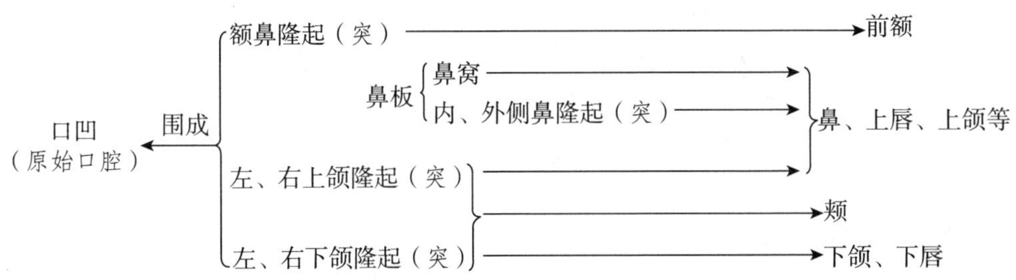

图 22-3　颜面形成的过程

四、腭的发生

腭的发生

左右上颌突内侧，外侧腭突生出来，二者中线相愈合，形成腭的大部分；

腭的前端小部分，正中腭突来形成。腭的形成一句话：两种腭突形成腭。

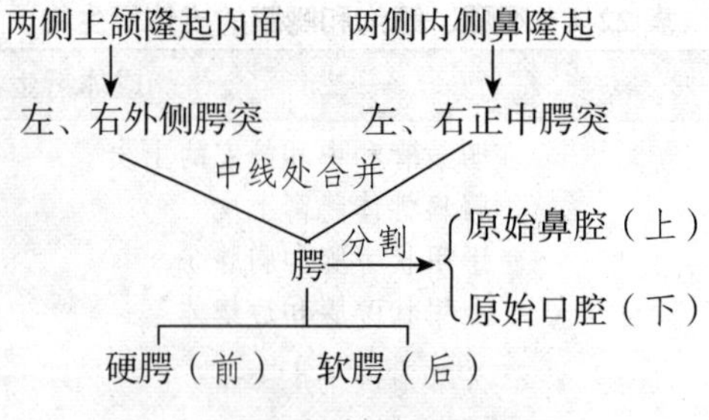

图 22-4 腭发生

五、甲状腺的发生

甲状腺的发生

原始咽底正中处，甲状舌管是原基，远端成为甲状腺，近端退成舌盲孔，如果退化不完全，则成甲舌管囊肿。

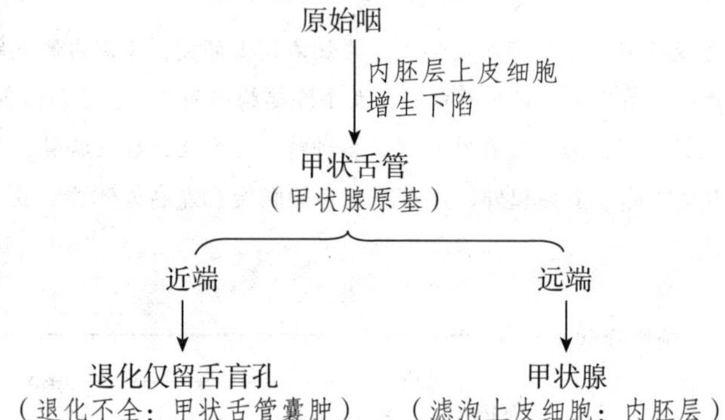

图 22-5 甲状腺的发生示意图

六、四肢的发生

四肢的发生

胚胎发育四周末，胚体外侧小突起，上下两对名肢芽，它是上下肢原基，近端远端收缩环，上下肢体发育成，指趾膜蹼凋亡后，各个指趾即可分。

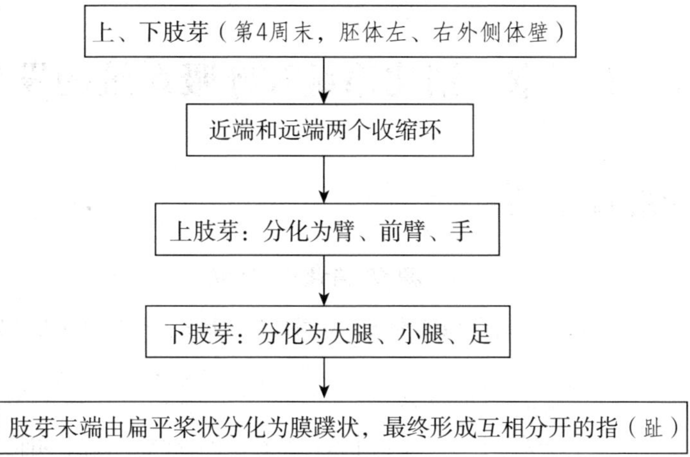

图 22-6　上、下肢的发生

七、颜面和四肢常见的畸形

多种畸形可发生，唇裂腭裂较常见。

表 22-5　颜面和四肢常见的畸形

唇裂	多因上颌突与同侧的内侧鼻突未愈合所致
腭裂	①前腭裂：因正中腭突与外侧腭突未愈合所致 ②正中腭裂：因左、右外侧腭突未愈合所致 ③完全腭裂：前腭裂和正中腭裂同时存在
面斜裂	因上颌突与同侧外侧鼻突未愈合所致
颈囊肿	颈窦未完全消失所致
四肢畸形	①无肢畸形：一个或若干个肢体完全缺如或局部缺如 ②短肢畸形：四肢短小或海豹样手或足畸形 ③四肢分化障碍：如某块肌或某群肌缺如、关节发育不良 ④骨畸形：多指（趾）、并指（趾）等

附：颜面形成的数字诀

1 对鳃弓（参与形成颜面）
2 种腭突（形成腭）
3 个胚层（构成鳃器）
4 周开始（颜面发生）
5 个隆起（围成口凹）
6 对鳃弓（鳃弓总数）
7 种畸形（较常见）
8 周形成（颜面）
9 个隆起（参与形成颜面）

第二十三章　消化系统和呼吸系统的发生

一、消化系统的发生

原始消化管形成

人胚发育三周末，胚盘向着腹侧卷。四周胚体呈柱状，管道构自内胚层。

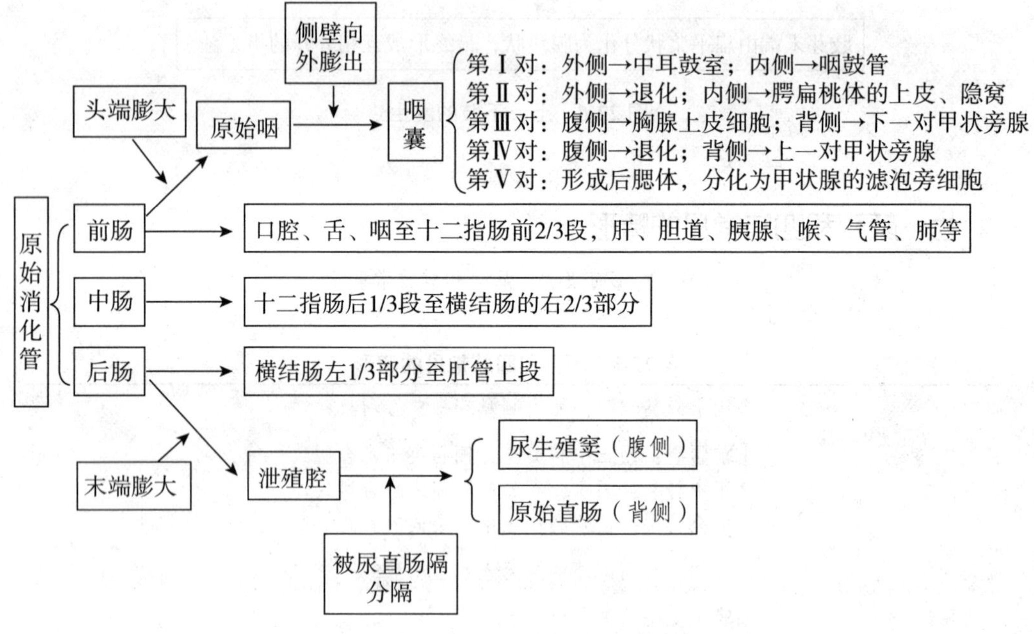

图 23-1　原始消化管的形成和演变

咽囊演变

咽囊一共有五对，不同分化有差异。第一咽囊最复杂，四种结构由它化。

内侧形成咽鼓管，末端形成中耳室。第一鳃膜成鼓膜，第一鳃沟外耳道。

第二咽囊外退化，内侧扁桃体上皮。第三咽囊的腹支，最终分化成胸腺。

背支下甲状旁腺，先上后下真奇怪。第四咽囊的腹支，命运同样是退化。

背支下甲状旁腺，先下后上天安排。第五咽囊后鳃体，退化或者旁细胞[1]。

注释：[1] 指滤泡旁细胞。

食管的发生

一段原始咽尾侧，原始消化管伸长，管壁来自间充质，逐渐演变为食管。

表 23-1　食管的发生概况

部位	分化
原始消化管表面上皮	增生，由单层变为复层，致使管腔变窄，甚至一度闭锁。随着胚胎的发育，管腔重新出现，上皮仍保持为复层
上皮周围的间充质	食管壁的结缔组织和肌组织

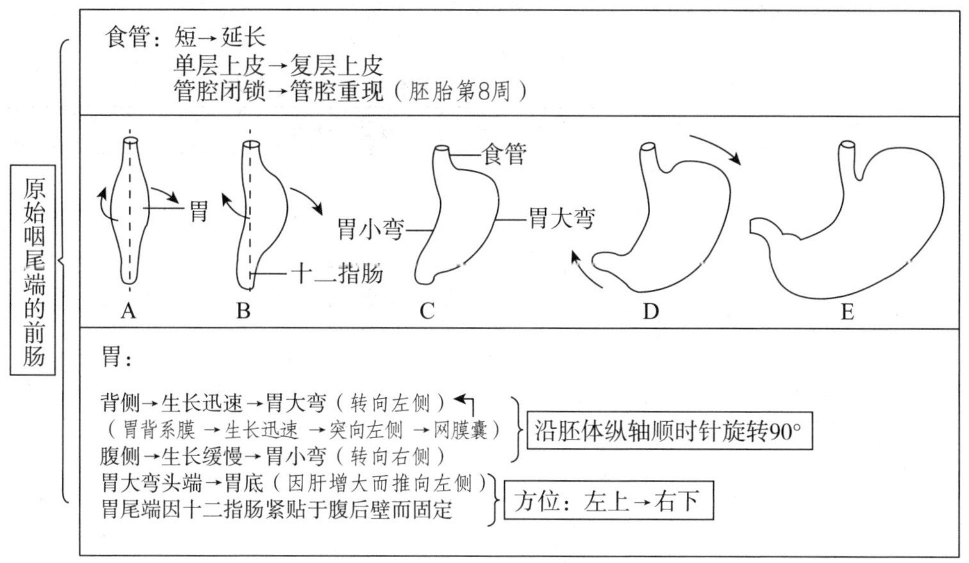

图 23-2　食管和胃发生过程示意图

胃的发生

梭形膨大胃原基，胚胎 4 周前肠尾。经过形态方位变，最终发育成为胃。

表 23-2　胃的发生概况

	说明
形状改变	①直管：梭形 ②背侧：由背系膜与体壁相连，形成胃大弯，后者头端膨出形成胃底 ③腹侧：由腹系膜与体壁相连，形成胃小弯
位置改变	①旋转 90° ②胃大弯由背侧转向左侧，胃小弯由腹侧转向右侧，使胃沿胚体纵轴向右旋转 90°；胃由原来的垂直方向变成了由左上斜向右下的方位
系膜形成	①背系膜→大网膜 ②腹系膜→小网膜

中肠演变扭转

中肠原为一直管，快速生长U型袢。六周猛长入脐腔，顶部连入卵黄蒂。
卵黄蒂分头和尾，系膜动脉走中间。尾支有一盲肠突，大肠小肠分界线。
肠管增长需旋转，才能容纳在腹腔。对着胚胎腹面观，记住旋转是关键。
头支向右尾向左，90度逆向先来转。脐疝最终要退回，头先尾后继续旋。
头至左来尾至右，逆转180半个圈。结束二百七十度，肠回腹腔已完全。

表 23-3　肠的发生——胃以下原始消化管分化而成

部位	发生过程
十二指肠	①前肠尾端 + 中肠头端 ②“C”形十二指肠袢：凸向右侧，背系膜在中线右侧与背侧壁融合，固定于右侧，贴附于腹后壁
十二指肠以下的中肠	①第6周，肠袢突入脐带的胚外体腔——生理性脐疝 ②第10周，脐腔内肠袢退回腹腔，头支在先，尾支在后 ③180°逆时针旋转：空肠、回肠曲居于腹腔中部，后肠被推向左侧→降结肠，尾支返回腹腔→横结肠。升、降结肠和乙状结肠等形成

直肠的发生

后肠末端泄殖腔，发育直肠和肛凹。

表 23-4　直肠的发生与泄殖腔的分隔

相关结构	演变过程
泄殖腔	后肠末端的膨大部分，腹侧与尿囊相连，尾端有泄殖腔膜封闭
尿直肠隔	第6～7周时，尿囊与后肠之间的间充质形成；尿直肠隔向尾端生长，与泄殖腔膜融合
泄殖腔分隔	腹侧→尿生殖窦→泌尿生殖管道 背侧→原始直肠→直肠和肛管上段
泄殖腔膜分隔	腹侧→尿生殖膜 背侧肛膜→破裂后肛管上下段相通（肛凹→肛管下段）
齿状线	肛管上、下段的分界线。肛管上段的上皮来源于内胚层，肛管下段的上皮来源于外胚层

肝、胆和胰的发生

肝胆原基肝憩室，头支便是肝原基，尾支则为胆原基，胰的原基称胰芽。
腹胰来自腹胰芽，背胰源于背胰芽。

表 23-5　肝、胆和胰的发生

发生的原基	演变过程
肝和胆的原基—肝憩室	①胚第 4 周，前肠与卵黄管交界处的内胚层增生，形成一盲状突起 ②头支（肝原基）→树枝状分支，近端分化为肝管和小叶间胆管，末端形成肝细胞索 ③尾支（胆囊和胆管的原基）→近端形成胆囊管，远端形成胆囊；胆憩室基部→胆总管
胰的原基—近肝憩室的前肠内胚层形成胰芽	①腹胰芽→腹胰，背胰芽→背胰 ②腹胰和胆总管一起转向背侧，逐渐靠近并和背胰合并；腹胰构成胰头下部，背胰构成胰头上部、胰体和胰尾；腹、背胰管远端通连→总胰管

消化系统常见畸形

消化系统畸形多，常见畸形七八个。

表 23-6　消化系统常见畸形

畸形	发生原因
甲状舌管囊肿	由于甲状舌管发育过程中未闭锁，局部残留腔隙，其上皮细胞分泌的黏液聚集在里面而形成囊肿
消化管狭窄或闭锁	主要见于食管和十二指肠
梅克尔憩室（回肠憩室）	由卵黄蒂近端未退化所致
脐粪瘘（脐瘘）	由卵黄蒂未退化，在脐与肠之间残留一瘘管所致
先天性脐疝	由脐腔未闭锁所致
先天性巨结肠	由于神经嵴细胞未能迁移至该段结肠壁中，因而肠壁收缩乏力，肠内容物淤积，使肠管扩张
不通肛（肛门闭锁）	由肛膜未破，或肛凹与直肠未相通所致
肠袢转位异常	由肠袢在发育中反向转位所致，又称为内脏移位

二、呼吸系统的发生

概述

原始咽中正底部，喉气管沟先出现，愈合形成一盲囊，名为喉气管憩室。
上段发育生成喉，中段发育为气管。末端分支为肺芽，变成肺和支气管。

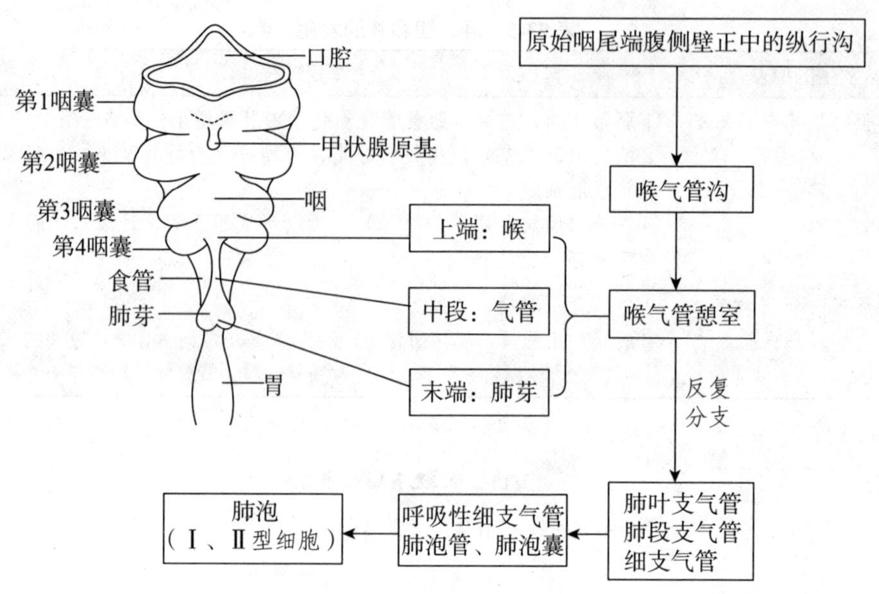

图 23-3 呼吸系统的发生示意图

表 23-7 呼吸系统的发生

呼吸器官	胚胎期发生过程
鼻腔	鼻腔上皮——外胚层
喉和气管	喉气管沟 ↓ 喉气管憩室（呼吸系统发生的原基） （中胚层）气管食管隔 ↙ ↘ 喉气管憩室（腹） 食管（背） 头端→喉 中段→气管 尾端→肺芽
肺组织 支气管和肺泡	肺芽 —生长迅速／不断分支→ 支气管树 —胚 5 周→ {左肺芽→肺叶支气管（2 支）；右肺芽→肺叶支气管（3 支）} —胚 7 周→ 肺段支气管 {左肺（8 ~ 9 支）；右肺（10 支）} —胚 6 月末→ 分支达 17 级 {呼吸性细支气管、肺泡管、肺泡囊} —出生后继续分支→ 分支达 24 级
支气管树上皮	支气管树的上皮——内胚层
其他组织	软骨、平滑肌、结缔组织、毛细血管——中胚层间充质
肺泡上皮细胞	胚 7 月：肺泡内胚层细胞 {Ⅰ型细胞；Ⅱ型细胞：分泌表面活性物质}

肺发育的四个时期

肺的发育分四期：腺泡期，小管期，终末囊泡肺泡期，肺泡要比成人少。

表 23-8　肺发育的四个时期

时期	时间	特征
腺泡期	5 ~ 17 周	①不能呼吸 ②早产儿不能存活
小管期	16 ~ 25 周	①呼吸性细支气管和终末囊形成 ②血管形成增多 ③在 20 周前出生的早产儿很少存活
终末囊泡期	24 周至出生	① Ⅰ 型和 Ⅱ 型肺泡细胞形成，能呼吸 ② 25 ~ 28 周出生的早产儿经特别护理能够存活
肺泡期	出生至 8 岁	①呼吸性细支气管、终末囊、肺泡管和肺泡数量增加 ②胸片显示，新生儿的肺比成年人的肺致密，这是由于新生儿肺内肺泡较少的缘故

呼吸系统常见畸形

气管狭窄或闭锁，气管食管瘘管连，透明膜病肺不张，还有先天肺囊肿。

表 23-9　呼吸系统常见畸形

常见的畸形	说明
气管狭窄或闭锁	此畸形较为少见，常发生于气管的下 1/3 部位
气管食管瘘	因气管食管隔发育不良，导致气管和食管之间存有瘘管
透明膜病	因 Ⅱ 型肺泡细胞未分化完善，不分泌表面活性物质，肺泡不能扩张，肺泡表面覆有血浆蛋白膜，多发生于小于 7 月龄的早产儿
先天性肺囊肿	由于支气管发育不良，出现狭窄或闭锁，使远端支气管中的黏液不能排出而积聚膨胀形成囊肿

第二十四章 泌尿系统和生殖系统的发生

泌尿系统和生殖系统的发生概况

人胚发育第四周，泌尿生殖就发生。源于间介中胚层，生肾节由头段成，其余增为生肾索，后者左右成对称，尿生殖嵴为纵行，胚体后壁突体腔，其外侧为中肾嵴，泌尿系统的原基，生殖腺嵴在内侧，生殖系统发源地。

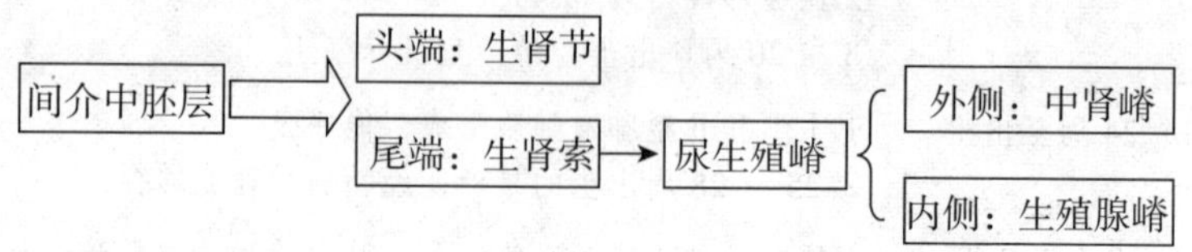

图 24-1 泌尿生殖系统的起源示意图

一、泌尿系统的发生

肾和输尿管的发生

肾的发生分三段，前中后肾相继现，只有后肾成永久，结构来源分两部，输尿管芽是其一,二为生后肾组织，前者形成输尿管，肾盂肾盏集合管，后者集合管诱导，分化形成肾单位。

表 24-1 肾的发育概况

胚胎	演化的结构
输尿管芽	集合管、肾小盏、肾大盏、肾盂、输尿管
生后肾原基 (生后肾中胚层)	肾小体、肾小囊、近曲小管、髓袢、远曲小管、连接小管

表 24-2 肾和输尿管的发生过程

发生阶段	发生过程	特点
前肾	胚 4 周初 颈部生肾索{前肾小管→退化；前肾管→中肾管}	发生最早，位置高，与泄殖腔不通，无泌尿功能

续表

发生阶段	发生过程	特点
中肾	①中肾小管→大部分退化 胚4周末 前肾尾端生肾索→中肾小管→(S形小管)：内侧端：形成肾小囊，与背主动脉分支毛细血管形成肾小体；外侧端：与前肾管相通，改称为中肾管 ②中肾嵴→中肾管和中肾小管→男性生殖管道（女性：完全退化）	在人体有无功能尚无定论
后肾	①输尿管芽：输尿管；肾盂、肾大盏、肾小盏；集合小管 ②生后肾原基：远端小管、细段、近端小管→肾小管；肾小囊、背主动脉→血管球→肾小体；肾小管＋肾小体→肾单位 ③肾的上升和旋转：随胎儿的生长及输尿管的伸展，由盆腔上升到腰部；沿纵轴旋转→肾门由朝向腹侧转向内侧	发育为成体的肾，有泌尿功能

前肾、中肾和后肾的意义

前肾诱导中肾发，部分保留向尾伸：中肾诱导后肾生，部分成男生殖道；
后肾发育成肾脏，泌尿功能能执行。

表 24-3　前肾、中肾和后肾的意义

发生阶段	意义
前肾	①诱导中肾发生 ②前肾管大部分保留，并向尾部延伸
中肾	①诱导后肾发生 ②中肾管及尾端小部分中肾小管参与男性生殖管道形成
后肾	发育为成体的肾，有泌尿功能

膀胱和尿道的发生

尿直肠隔是隔膜，泄殖腔分两部分：尿生殖窦和直肠，膀胱尿道发生地。
尿生殖窦是源头，男女分化略不同。

表 24-4 膀胱和尿道的发生——由尿生殖窦演化而成

尿生殖窦分段	演化的组织器官	
	男性	女性
上段（顶部与尿管相连）	扩大成膀胱	扩大成膀胱
中段（狭窄）	尿道前列腺部、膜部	尿道
下段	尿道海绵体部	阴道前庭

泌尿系统常见畸形

肾与膀胱输尿管，发育异常多畸形。

表 24-5 泌尿系统常见畸形

畸形	形成原因
多囊肾	因远曲小管未与集合管接通，尿液在肾小管内积聚，使肾内出现许多大小不等的囊泡
异位肾	肾在上升过程中受阻，未达到正常位置，常停留于盆腔
马蹄肾	肾在上升过程中受阻于肠系膜下动脉根部，两肾尾端融合呈马蹄形
双输尿管	输尿管芽过早分支，形成双输尿管
脐尿瘘	因脐尿管未闭锁，出生后尿液从脐部外溢
膀胱外翻	尿生殖窦与表面外胚层之间未形成间充质，故膀胱侧壁与脐下腹壁之间无肌肉发生，使表皮和膀胱壁破裂，黏膜外翻
单侧肾	一侧输尿管芽未发生或虽发生，但早期退化

二、生殖系统的发生

生殖发生分两期，性未分化和分化，性腺前期无性别，生殖腺嵴发育成，
初级性索初形成，生殖细胞后迁入，胚若有 SRy 基因，性腺后期成睾丸，
初级性索渐演变，生精小管演化成。SRy 基因不具有，性腺后期成卵巢，
初级性索渐退化，次级性索又形成，次级性索逐演变，原始卵泡渐形成。

睾丸的发生——来自生殖腺嵴

生殖腺嵴来增生，初级性索即形成，生殖细胞迁入内，睾丸决定因子来，
初级性索受作用，增殖分化成睾丸。

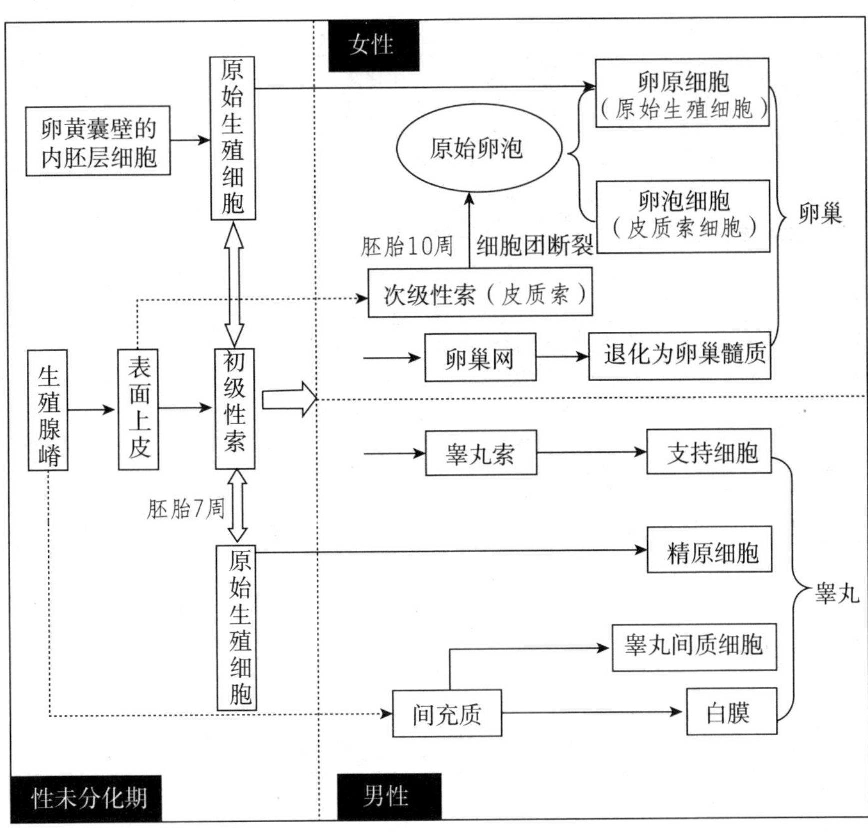

图 24-2　生殖腺的发生示意图

表 24-6　睾丸的发生概况

项目	内容
初级性索	①与表面上皮分离，继续向生殖腺嵴深部生长，分化为细长弯曲的睾丸索（青春期时演化为生精小管） ②上皮细胞分化为支持细胞，原始生殖细胞分化为精原细胞
睾丸索	①末端相互连接形成睾丸网 ②之间的间充质细胞分化为睾丸间质细胞，并分泌雄激素
表面	表面上皮下方的间充质形成白膜（人胚发育第 8 周时）

卵巢的发生

胚胎核型有特征，若为（46，XX），未分化的生殖腺，自然分化为卵巢。

表 24-7 卵巢的发生概况

项目	内容
初级性索	①退化，被血管和基质所替代，成为卵巢髓质 ②未分化性腺的表面上皮增生，再次向间充质伸入，形成次级性索，又称为皮质索
次级性索	①与上皮分离后构成卵巢皮质 ②人胚胎发育第 4 个月时，次级性索断裂成许多孤立的细胞团，即为原始卵泡 原始卵泡 a. 中央是一个由原始生殖细胞分化来的卵原细胞 b. 周围是一层由次级性索细胞分化来的小而扁平的卵泡细胞 c. 卵泡之间的间充质组成卵巢基质 d. 胚胎时期的卵原细胞可分裂增生，原始卵泡也分裂增多 e. 胎儿出生时，卵巢内有 100 万～200 万个原始卵泡，其中的卵原细胞已分化为初级卵母细胞，并停留在第一次减数分裂的前期
表面	表面上皮下的间充质分化为白膜

睾丸和卵巢的下降

引带牵拉睾丸降，7 至 8 月入阴囊。卵巢则不往下降，仍然停留在盆腔。

表 24-8 睾丸和卵巢的下降

生殖腺	下降过程
睾丸	①继续下降，于人胚胎发育第 7～8 个月时抵达阴囊 ②当睾丸下降通过腹股沟管时，腹膜形成鞘突包于睾丸的周围，随同睾丸进入阴囊，鞘突成为鞘膜腔 ③鞘膜腔与腹膜腔之间的通道逐渐封闭
卵巢	停留在盆腔

表 24-9 睾丸与卵巢的主要分化之比较

	睾丸	卵巢
初级性索	增殖，并向深部生长发育为睾丸索	退化、消失，生殖腺嵴的表面上皮又增殖，并形成次级性索或称为皮质索
原始生殖细胞	分化为精原细胞	分化为卵原细胞
中胚层	分化为支持细胞、睾丸间质和间质细胞及白膜	分化为卵泡细胞、卵巢间质及白膜

生殖管道的发生与演化

中肾旁管中肾管，生殖管道 6 周现，男性生殖各管道，主要来自中肾管，

女性生殖各管道，中肾旁管分化来。

表 24-10　生殖管道的发生与演化

未分化期	分化期	
	男性生殖管道分化	女性生殖管道分化
中肾管	在雄激素作用下，中肾管和与中肾管相连的中肾小管→附睾的输出小管，中肾管头端→附睾管，中肾管中段→输精管，中肾管尾端→精囊和射精管	缺乏雄激素，中肾管退化，小部分形成卵巢附件
中肾旁管	退化	中肾旁管的两侧上段和中段→输卵管，下段→子宫和阴道穹窿部。阴道其余部分由窦结节演变而成

表 24-11　成年女性和男性生殖系统的发育

未分化胚胎	成年女性	成年男性
性腺	卵巢，原始卵泡，卵巢网	睾丸，生殖小管，直精小管 睾丸网，间质细胞，支持细胞
中肾旁管	输卵管，子宫，宫颈和阴道上 1/3⁺	睾丸附件
中肾管	*Morgagni** 囊泡 囊状附件 *Cartner* 管	附睾，输精管，精囊，射精管 附睾附件
中肾小管	卵巢冠，卵巢旁体	输出小管 旁睾
初阴	阴蒂	龟头和阴茎体
尿生殖褶	小阴唇	阴茎的腹侧部
生殖隆起	大阴唇，阴阜	阴囊

注释：* 斜体字代表遗迹结构。⁺ 阴道下 2/3 由尿生殖窦成形的阴道板发育而来。

生殖系统常见的畸形

男性女性生殖系，发育异常多畸形。

表 24-12　生殖系统常见的畸形

畸形	形成原因
隐睾	睾丸不完全下降，仍停留在腹腔或腹股沟处
先天性腹股沟疝	由于腹腔与鞘膜腔之间的通路未闭合，当腹内压增高时，可使部分肠管突入鞘膜腔
尿道下裂	由于左、右尿生殖褶闭合不全，导致阴茎腹侧另有开口

续表

畸形	形成原因
双子宫与双角子宫	左右中肾旁管下段未愈合可导致双子宫，若仅中肾旁管下段的上半部分未愈合，则可形成双角子宫
阴道闭锁	因窦结节未形成阴道板或形成阴道板后未形成管道
两性畸形	因性分化异常导致的性别畸形，患者外生殖器常介于男女两性之间。可分为真两性畸形、男性假两性畸形和女性假两性畸形三种
雄激素不敏感综合征	有睾丸，但细胞缺乏雄激素受体，外生殖器向女性方向分化，成年后出现女性第二性征

第二十五章　心血管系统的发生

原始心血管系统的建立

胚期二周至三周，血岛来自卵黄囊，内皮管网不断变，形成原始心血管。

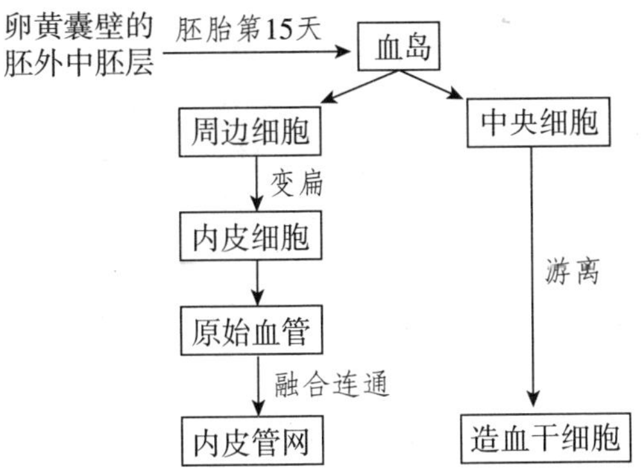

图 25-1　血岛和血管形成过程示意图

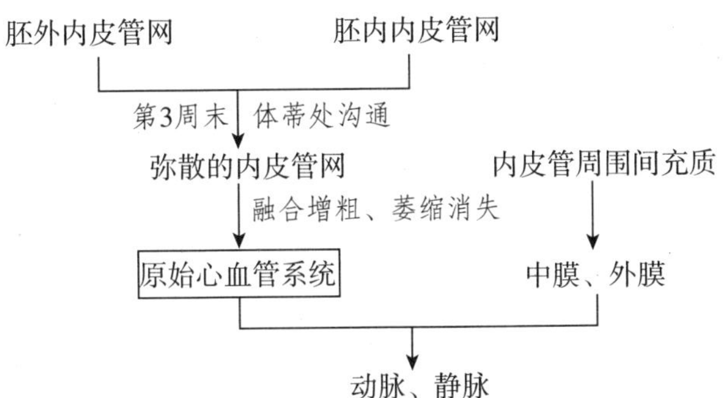

图 25-2　原始心血管系统形成示意图

血管的发生

原始动脉分三种：腹主背主弓动脉。原始静脉有三类：卵黄总主脐静脉。

表 25-1 血管的发生

血管的发生	发生过程
原始动脉的发生	腹主动脉（1 对）—融合→主动脉囊 弓动脉（6 对） 背主动脉（1 对）{卵黄动脉；背节间动脉；尿囊动脉→脐动脉}
原始静脉的发生	{卵黄静脉（1 对）；脐动脉（1 对）；总主静脉（1 对）{前主静脉；后主静脉}}

动脉系统的发生

原始动脉有三种：腹主背主弓动脉，有的结构已退化，其余变成各动脉。

表 25-2 动脉系统的发生

胚胎结构	成体结构
主动脉弓	
1	极少
2	极少
3	颈总动脉
	颈内动脉（近侧部）
4	右锁骨下动脉（近侧部）
	部分主动脉弓
5	在人类退化
6	肺动脉（近端）
	动脉导管*
背主动脉	
后外侧支	上下肢的动脉
	肋间、腰部和侧骶骨动脉
外侧支	肾、肾上腺和性腺动脉
腹侧支	
卵黄动脉	腹腔、肠系膜上和肠系膜下动脉
脐带动脉	部分髂内动脉、膀胱上动脉、脐内侧韧带

注释：* 发育早期，喉返神经呈钩状环绕在第 6 弓动脉上。右侧第 6 弓动脉的末端退化，右侧喉返神经上移并呈钩状环绕在右锁骨下动脉上。左侧第 6 弓动脉作为动脉导管持续存在（或在成年人为动脉韧带）。左侧喉返神经始终呈钩状环绕在动脉导管上。

静脉系统的发生

早期静脉脐静脉，生后退化和消失，卵管静脉主静脉，发育生成各静脉。

表 25-3　静脉系统的发生

胚胎结构	成体结构
卵黄静脉	
右侧与左侧	肝静脉和血窦、静脉导管、部分 IVC、门静脉、肠系膜上静脉、肠系膜下静脉、脾静脉
脐静脉	
右侧	发育早期退化
左侧	肝圆韧带
主静脉	颈内静脉、SVC、部分 IVC、髂总静脉、肾静脉、性腺静脉、肋间静脉、半奇静脉、奇静脉

注释：IVC 为下腔静脉，SVC 为上腔静脉。

原始心脏的发生

口咽膜前中胚层，发育成为生心区，形成心管围心腔，围心腔即心包腔。

心肌膜和心外膜，来自心肌外套层，心肌外套层组织，连同内皮构内膜。

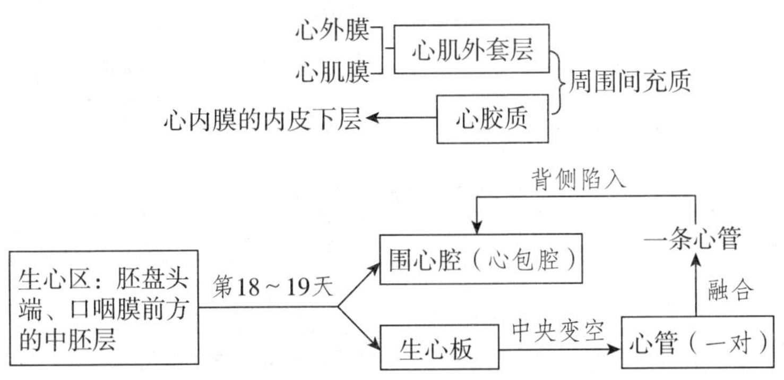

图 25-3　原始心脏的发生示意图

心脏外形的建立

心管头端接动脉，心管尾端接静脉，心管出现四膨大，弯曲形成原始心。

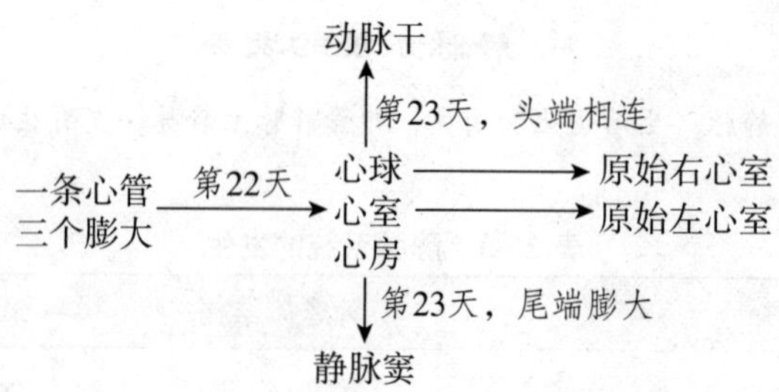

图 25-4　心脏外形的建立过程示意图

血液流出动脉

T
B
PV
PA
SV

血液流入静脉

原始心管的膨大	成体结构
动脉干（T）	主动脉
	肺动脉干
心球（B）	右心室的光滑部分（动脉圆锥）
	左心室的光滑部分（主动脉前庭）
原始心室（PV）	右心室的小梁部分
	左心室的小梁部分
原始心房（PA）	右心房的小梁部分
	左心房的小梁部分
静脉窦（SV）	右心房的光滑部分（静脉窦）
	冠状窦
	左房斜静脉

注：左心房光滑部分由肺静脉根部并入心房壁形成。
右心房光滑部与小梁的连接部称终末嵴。

图 25-5　原始心管的五个膨大及其演变的成体结构

表 25-4　心脏外形的建立

基本变化	变化过程
心管膨大	①心管头端与动脉相连，尾端与静脉相连 ②心管依头尾顺序形成 3 个膨大：心球、心室和心房 ③心房尾部出现一个膨大为静脉窦，末端分左、右两角 ④心球远侧份为动脉干，动脉干的头端连接动脉囊，动脉囊为弓动脉的起始部
心管增长和弯曲	①心管固定于心包腔，且增长快于心包腔 ②心球和心室长成 U 形，称为球室袢 ③心房移至心室背侧头端，并偏左 ④静脉窦位于心房的背侧尾端，以窦房孔与心房相通 ⑤心管渐呈 S 形弯曲 ⑥心房向左右两侧扩展，膨出于动脉干的两侧 ⑦心房与心室之间缩窄加深，形成明显的房室管 ⑧心球分为动脉干、心动脉球和原始右心室三段 ⑨原来的心室称为原始左心室，两心室间出现室间沟

心脏内部的分隔

房室之间有间隙，中间留有房室孔，房室孔周间充质，增生形成房室瓣。

心房之间房间隔，中间出现卵圆孔。心室之间室间隔，室间有孔后封闭。

心球动脉干有嵴，增生形成动脉瓣。

表 25-5　心脏内部的分隔

心脏各部的分隔	基本变化过程
房室管的分隔	① 房室管背腹侧各形成一隆起→心内膜垫，并相对生长而融合；房室管分成左、右房室孔 ② 左、右房室孔周围间充质增生形成房室瓣：左为二尖瓣，右为三尖瓣
原始心房的分隔	① 第一房间隔发生 ②第一房间孔出现 ③ 第一隔（软）{心房背侧正中的膜性隔膜；背侧→腹侧，头侧→尾侧；原始心房→左、右心房} ④ 第一孔：第一隔与心内膜垫间的孔（后消失） ⑤ 第二房间孔出现 ⑥ 第一房间孔消失 ⑦ 第二孔：第一隔上部发生许多小孔→大孔（不消失） ⑧ 第二房间隔发生 ⑨ 卵圆孔出现（位于第二隔与心内膜垫之间） ⑩ 第二隔（厚、硬） ⑪ 第一隔右侧，盖住第二孔 ⑫ 心房头端产生新月形不完全隔膜
静脉窦的演变	① 右角（增大） 总主静脉 + 前主静脉近侧段→上腔静脉 卵黄静脉→下腔静脉终末端 右心房扩大{扩大处→右心房；原始右心房→右心耳；上、下腔静脉分别开口} ② 左角（缩小） 总主静脉→左房斜静脉 左角近端→冠状窦 左角扩大部分→左心房 原始左心房→左心耳
心室的分隔	① 胚 4 周末 肌性室间隔——心室尖部底壁向心内膜垫方向生长的半月形肌性纵隔 室间孔——肌性室间隔游离缘的凹陷与心内膜垫间所留的孔 ② 胚 7 周末 心内膜垫结缔组织增生、左动脉球嵴尾部膜性组织、右动脉球嵴尾部膜性组织 三者融合使室间孔关闭→膜性室间隔
动脉干与心球的分隔	① 第 5 周，心球和动脉干内膜增生形成心球嵴和动脉干嵴 ② 心球嵴和动脉干嵴相互融合形成主动脉肺动脉隔 ③ 主动脉肺动脉隔将心球和动脉干分隔成主动脉和肺动脉干，心球基部并入心室壁；主动脉和肺动脉开口处心内膜下组织增厚形成 3 个半月瓣

胎儿血液循环

（1）

胎儿生前肺休息，脐动静脉连母体。两脐动脉一静脉，通过胎盘换物质。

静脉内含动脉血，富含营养和氧气。动脉含的静脉血，代谢废物交母体。

静脉导管肝分流，大部血从下腔走。心房分流卵圆孔，右房血入左心房。

主肺动脉要分流，动脉导管是通路。右室肺动脉血液，主动脉接十之九。

（2）

胎盘血经脐静脉，导入胎体分流泻。通过导管到下腔，少量直接进肝脏。

下腔血液到右房，流入右室是少量。大部通过卵圆孔，中途进入左心房。

上腔右房房室孔，全量血到右室中。动脉导管是捷径，血从肺动到主动。

髂内发出脐动脉，两支并排到脐带。胎血输送到胎盘，完成一周血循环。

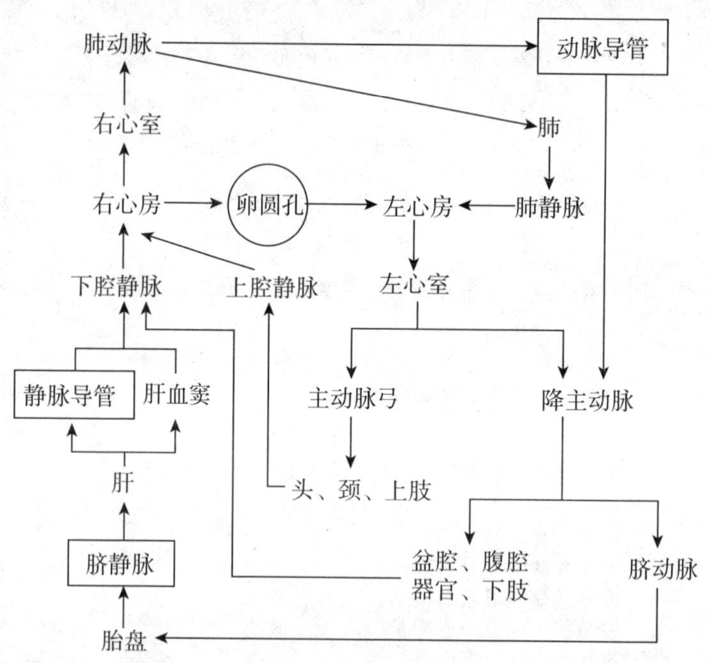

图 25-6 胎儿血液循环路径示意图

表 25-6 胎儿血液循环特点

特点	说明
具有脐动脉和脐静脉	脐静脉血来自胎盘，富含氧和营养物质；脐动脉将胎儿血运送至胎盘，与母体血液进行气体和物质交换
肝静脉导管分流	脐静脉血 ①大部经静脉导管直接注入下腔静脉 ②小部分经肝血窦、肝静脉后入下腔静脉

续表

特点	说明
心房卵圆孔分流	下腔静脉将混合血送入右心房，大部分经卵圆孔进入左心房，左心室经主动脉进一步分配
动脉导管分流	经右心房、右心室进入肺动脉的血液，90%以上经动脉导管注入降主动脉，仅少部分进入无呼吸功能的肺

胎儿出生后血循环

胎儿出生肺呼吸，脐动静脉均要闭。静脉闭为圆韧带，动脉闭为侧韧带。

动脉导管也闭锁，动脉韧带是结局。胎儿出生一年后，卵圆孔应全关闭。

表 25-7　胎儿期血液循环结构闭锁后的遗迹

胎儿结构	成体遗迹
左、右脐动脉	脐内侧韧带
左脐动脉	肝圆韧带
静脉导管	静脉韧带
动脉导管	动脉韧带
卵圆孔	卵圆窝

注释：以上5项实际上也是胎儿出生后血液循环的变化。

心血管系统常见的畸形

心脏血管系统中，发育异常现畸形。

表 25-8　心血管系统常见的畸形

常见畸形	产生的可能原因
房间隔缺损	最常见为卵圆孔未闭。其原因包括：①卵圆孔瓣上有许多窗孔；②第一房间隔过度吸收，导致卵圆孔瓣过小；③第二房间隔发育异常，导致卵圆孔过大；④第一房间隔过度吸收，伴有过大的卵圆孔
室间隔缺损	膜部缺损较常见，因心内膜垫不能与心球嵴和肌部融合
动脉干与心球分隔异常	
主动脉和肺动脉错位	因动脉干和心动脉球分隔时主动脉隔不呈螺旋状，而形成直隔分隔两动脉
主动脉或肺动脉狭窄	因主动脉球嵴生长位置偏向一侧，动脉干分隔不均等造成
法洛四联症	包括肺动脉狭窄、室间隔膜部缺损、主动脉骑跨和右心室肥大。因动脉干与心球分隔不均等，使肺动脉狭窄和室间隔膜部缺损，粗大的主动脉骑跨在室间隔缺损处；肺动脉狭窄造成右心室肥大
动脉导管未闭	可能是因为出生以后导管的平滑肌未能收缩，使肺动脉与主动脉仍然相通

第二十六章　神经系统、眼和耳的发生

一、神经系统的发生

神经管的发育

头端愈合发育脑，大中小延和脑桥。下端分化为脊髓，颈胸腰骶和尾髓。
头端异常多无脑，尾端异常脊髓裂。

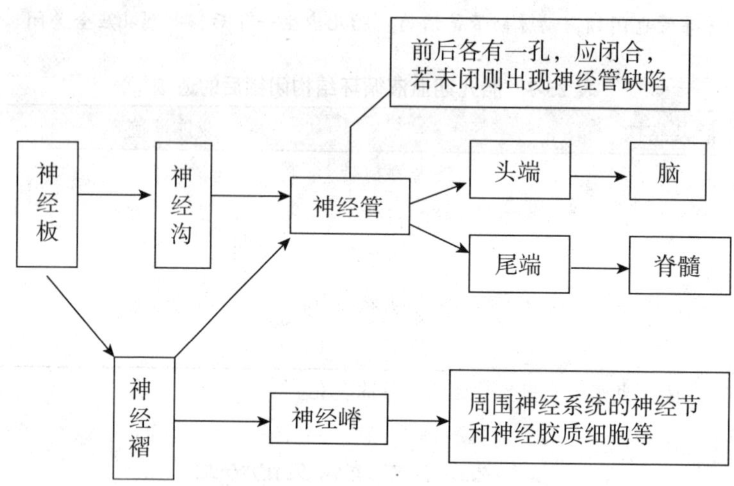

图 26-1　神经系统的发生概况

神经管和神经嵴是由中轴外胚层发育而来的

脑泡的形成及演变

4 周神经管头端，形成前中菱脑泡。端脑来自前脑泡，中脑来自中脑泡。
其余来自菱脑泡，脑室来自脑泡腔。管壁成为基翼板，发育形成神经核。

大脑皮质的组织发生

皮质发生三过程，依次经过古旧新。

表 26-1　大脑皮质的组织发生

发生阶段	形成的组织结构
古皮质	海马、齿状回
旧皮质	纹状体外侧，大量成神经细胞聚集并分化形成梨状皮质
新皮质	有 6 层结构（出现最晚，面积最大）

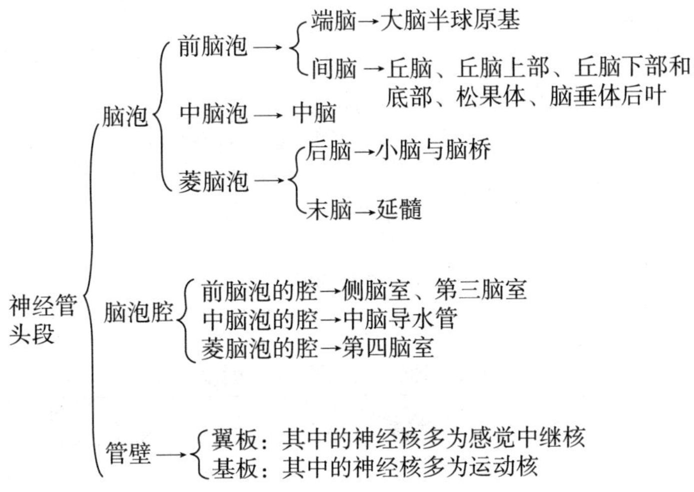

图 26-2　脑外形和内部结构的发育概况

在大脑和小脑中，大部分套层细胞迁移至表面，分化形成大、小脑皮质，边缘层形成内侧的白质；于中脑、后脑和末脑，神经细胞聚集形成神经核

小脑皮质的组织发生

后脑翼板背侧部，小脑原基小脑板。神经上皮和套层，生成皮质各细胞。

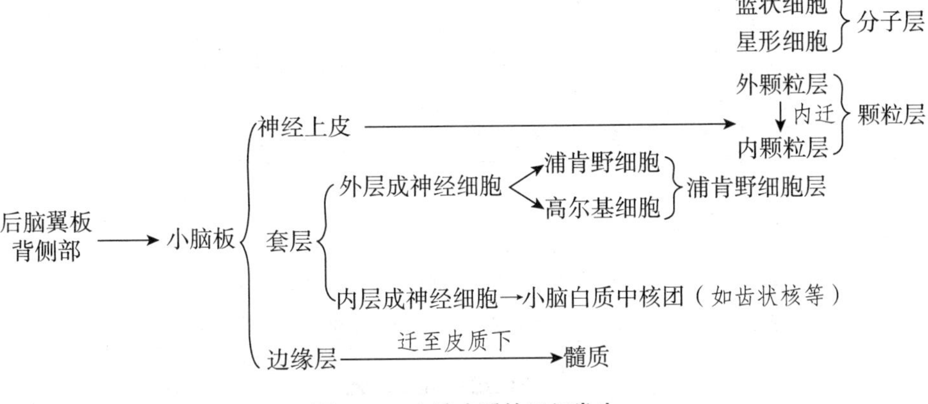

图 26-3　小脑皮质的组织发生

脊髓的发生

脊髓管腔和管壁，来自神经管尾段。管壁形成灰白质，管腔形成中央管。

神经节周围神经的发生

周围神经神经节，二者来自神经嵴。神经嵴分多节段，其内细胞能分化。一为成神经细胞，另为成胶质细胞。

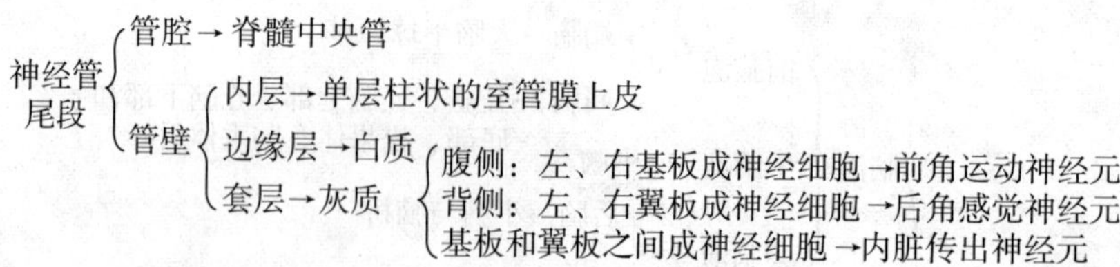

神经管周围间充质 ———→ 三层脊髓膜

图 26-4　脊髓的发生概况

胚胎第 3 月，脊髓与脊柱等长。出生时，脊髓下端与第 3 腰椎平齐

表 26-2　神经节和周围神经的发生

组织结构	发生过程
脊神经节	①成神经细胞→假单极神经元 ②成神经胶质细胞→卫星细胞 ③周围的间充质→结缔组织被膜
自主神经节	①成神经细胞→多极神经元 ②成神经胶质细胞→卫星细胞 ③周围间充质→结缔组织被膜
周围神经	①神经纤维→由神经细胞的突起和施万细胞组成 ②感觉神经纤维突起→感觉神经节细胞的周围突 ③躯体运动神经纤维突起→脑干及脊髓灰质前角运动神经元的轴突 ④内脏运动神经： 节前纤维突起→脊髓灰质侧角和脑干内脏运动核中神经元的轴突 节后纤维突起→自主神经节细胞的轴突 ⑤施万细胞：由神经嵴细胞分化而成，且与发生中的轴突或周围突同步增殖和迁移

二、内分泌系统发生

松果体来自间脑，拉特克囊成前叶。间脑底出垂体芽，后者分化神经部。
肾上腺分皮髓质，各来自中外胚层。内分泌系早健全，功能发挥三岁才。

肾上腺的发生

肾上腺为两腺体，二者来源不相同。皮质来自于侧板，属于脏壁中胚层；
髓质来自神经嵴，类似交感神经节。

表 26-3　肾上腺的发生

	肾上腺髓质	肾上腺皮质
发生时间	发生较晚	发生早
来源	来源于神经嵴	来自脏壁中胚层
分化情况	分化成髓质的嗜铬细胞，交感神经节细胞	发育为皮质 3 条带

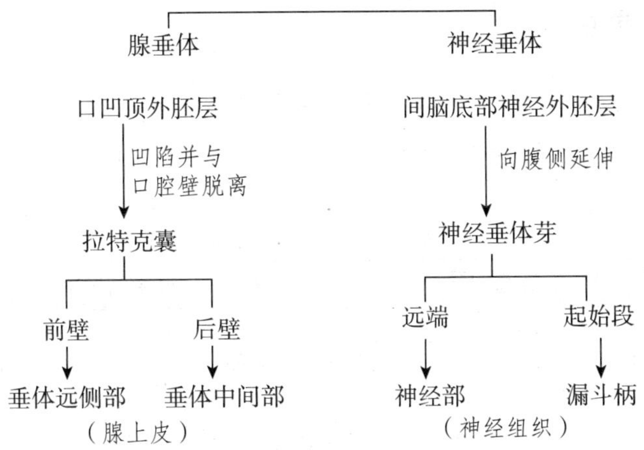

图 26-5　垂体的发生概况

三、眼的发生

眼的发生

视杯视柄晶体泡，加上周围间充质。形成眼的各结构，是眼发生之原基。

视网膜的形成

前脑两侧是视泡，凹陷视杯为双层。视杯分为内外层，两层分化视网膜。

表 26-4　眼的发生

	发生的原基	发生的过程
眼球的发生		
视网膜的发生	视杯	①视杯外层→单层色素上皮 ②视杯内层→神经上皮（视杆细胞、视锥细胞、双极细胞、节细胞等） ③视泡腔→变窄消失
视神经的发生	视杯、视柄	①视杯、视柄凹陷，血管及间充质进入形成玻璃体，动、静脉 ②节细胞轴突向眼球后极汇集→视神经 ③视柄中的细胞→神经胶质细胞
晶体状的发生	晶状体泡	晶状体泡→晶状体
虹膜的发生	视杯	由视杯及其前方的间充质共同发育而成
血管膜和巩膜的发生	视杯	由视杯及周围间充质共同发育而成
眼睑和泪腺		由眼球前方与角膜上皮毗邻的表面外胚层发育而成

四、耳的发生

耳的发生概况

第1鳃沟生外耳，第1咽囊咽鼓管。第1鳃膜变鼓膜，内耳原基是听板。

表 26-5 耳的发生概况

	发生的原基	发生的过程
内耳的发生	菱脑两侧的体表外胚层增厚→听板	听板→听泡：背侧：前庭囊→三个半规管和椭圆囊的上皮；腹侧：耳蜗囊→球囊和耳蜗管的上皮；外方间充质→膜迷路的结缔组织及骨迷路
中耳的发生	①第1咽囊	末端膨大为鼓室，中间部较细为咽鼓管
	②第1鳃膜	鼓膜
	③鼓室背部间充质	三块听小骨
外耳的发生	①第1鳃沟	外耳道
	②第1鳃沟周围间充质	耳丘→耳郭

五、神经系统和眼、耳的常见畸形

神经系统眼和耳，发育异常多畸形。

表 26-6 神经系统和眼、耳的常见畸形

常见畸形	形成原因
神经系统常见畸形	
神经管缺陷	①前神经孔未闭→无脑畸形，常伴颅顶骨发育不全（露脑） ②后神经孔未闭→脊髓裂，常伴脊柱裂 ③颅骨发育不全→脑膜膨出、脑膜脑膨出、积水性脑膜脑膨出
脑积水	因脑室系统发育异常，使中脑导水管和室间孔狭窄或闭锁
眼的常见畸形	
先天性无虹膜	遗传异常所致
瞳孔膜残留	因瞳孔膜未全部退化消失
先天性青光眼	遗传异常所致
先天性白内障	因遗传或妊娠早期感染风疹病毒
耳的常见畸形	
先天性耳聋	①遗传性先天性耳聋：为常染色体隐形遗传，导致不同程度的内耳发育不全，耳蜗神经发育不良等 ②非遗传性先天性耳聋：与药物中毒、感染、新生儿溶血性黄疸等因素有关

主要参考文献

1．邹仲之，李继承．组织学与胚胎学．8 版．北京：人民卫生出版社，2013．
2．唐军民，张雷．组织学与胚胎学．3 版．北京：北京大学医学出版社，2013．
3．杨佩满．组织学与胚胎学．5 版．北京：人民卫生出版社，2009．
4．高英茂．组织学与胚胎学．北京：高等教育出版社，2010．
5．魏保生．组织学与胚胎学笔记．3 版．北京：科学出版社，2014．
6．雷蕾．组织胚胎学与胚胎学笔记．3 版．北京：科学出版社，2014．